医者と薬に頼らない病気の「本当の治し方」

ホメオスタシス総合臨床家
世古口裕司 著

プロローグ

皆さんは、病気は何故起こるかご存知ですか?
何故、痛みが起こるのか、何故発熱したり、下痢をしたりするのか知っていますか?
そしてその病気は誰が治すのでしょう? お医者さんですか? それとも薬?
免疫力や治る力を高めるのは食事ですか?
運動ですか? それとも心のあり方?
まずはこれを知らないと絶対に健康にはなれません。
少なくとも、本当の健康体になる事は出来ません。
この本は、その答えと、具体的な解決策のノウハウ集です。
体と心に革命を起こすためのものです。
すべての章がエキスとなっていると自負しておりますが、
取りあえず1章と2章だけでも読んでみてください。
きっと、必ず、目からウロコが落ちる事になるでしょう。

はじめに

私はウソは言わない。自分で経験した事実と、本当の事しか言わない。それが私の人生信条です。現在までに延べ20万人の方々を診て（臨床して）来ましたが、それによって得られたノウハウを多くの人の健康に役立てていただこうと惜しむ事なく明かしたのが本書です。前著、「朝10分の気功術」（三笠書房）は、10万部近いロングセラーとなりましたが、実に10年ぶりの執筆です。それ故、本書は私にとっても思い入れの深い、力を入れた本となりました。私は均整法、気功術、野口整体、鍼灸・経絡反射、カイロプラクティック、脊髄反射など様々な療術を治めてきましたが、ここに一つの独自の体系を確立するに至りました。今後も深めて行かねばなりませんが、現在のところ、これに勝るものは無いと確信しております。

現在は言うまでもなくストレス社会であり、薬づけの医療体制です。故に病人、半病人が多く、力強く、たくましく生きている人は少ない。心と肉体は同体のものであるから、健全な精神は、健全なる肉体に宿る、とは事実でありましょう。このまま半病人や無気力な人が増え続けたのでは、この国の将来が心配です。「心と体」、「気と健康」については後ほど詳述しますが、これは本当に重要な事です。しかし本書を読み終えた読者諸兄は、きっとこの心と体のどちらも革命が起こる事になるでしょう。

本書によって読者の皆様が、新しく健康と幸せを勝ち得ていただければ、著者としてこれに勝る喜びはありません。

世古口　裕司

目次

第1章

目からウロコの『体の真理』

「痛み」は何故おこる？

人間の体は本当にうまく出来ていて、現代人と言われるホモ・サピエンスになってからも数百万年経っていると言われますが、ＤＮＡが99・5％同じと言われるゴリラから数えると数千万年とも言われる長い進化をとげています。目に見えぬほどの大きさである卵子と精子が結合して、およそ10ヶ月を経て完全な人間の体を備えて生まれ、あらゆる食物から栄養を取り出しては吸収し、人体を完成していきます。すり傷一つとっても約5日もすれば自動修復し、目に見えぬ細菌が入ってきたと思えば、白血球やリンパ球が戦って自動的に対処をしている。これは誰もが同じで、医学知識のない人も、文字の読めぬ無知なる人も平然と、そして自然に行っているのです。

人の体は、まさに自然の叡智とも言うべき結晶であり、その見事さは人智で計れるものでは決してありません。現代医学がいかに進歩したといっても、わずか数％程度を解明したに過ぎず、いかなる技術をつぎ込んでも髪の毛1本完全に作る事は出来ないし、指1本となれば、あと千年経っても同じものが出来ている可能性はまず無いでしょう。

――このように、見事なまでに完成された体が、自動的に行っている事で、無駄なものは何一つありません。それは、必ず何か意味があって行っているのです。咳でも高熱でも、下痢でも痛みでも……。

それらは確かに普段とは違う現象です。機械であれば普段と違えば故障です。普段使うCDコンポが、ボリュームつまみを回して大きくしても、音が変わらなければ故障と言えます。しかし人間の体は機械とは違う。普段と違う事も必ず意味があるのです。すなわち自然修復現象であるのです。咳や痛みなど、どんなに迷惑と思える体の異常感も、それは体が、治るために必要だから行っているのです。これがまず大前提なのです。

例えば、下痢。これは体の内に溜まってきた毒素の排泄、つまり体の大掃除。ストレスを感じて発生する毒や、環境毒など現代は体に毒を溜めやすいのです。毒を溜めすぎて肝臓を壊さないように体が自動的に調節しているわけです。次に高熱。これは体の消毒。ウイルスや細菌など、地球上に存在する微生物は熱に弱いのです。40℃で培養すると、たいがい2日ぐらいで死滅してしまう。ガン細胞もそう、インフルエンザやエイズウイルスも同じ。だから生きる力の旺盛な体は高熱を出す。より早く菌を殺すために高熱を出して戦っているのです、だから消毒。

次に咳。咳には良い咳と悪い咳がありますが、殆どは良い咳です。何らかの不安によって、慌てるために起こる心理的な、発作性の咳だけは意味のない悪い咳ですが、あとはすべて良い咳なのです。咳はまず肺の運動になるのです。我々でも車の運転を3時間もすればドライブインで背伸びしたくなるでしょう。だからこれは肺の時々の背伸びです。また、人は心配事や抑圧的なことに遭ってストレスを感じると第3胸椎が飛び出します。ここは肺の末梢神経中枢なので、ストレスは肺の機能を大変に落とす事になるのですが、咳によってのみ、この3番は自然の位置に戻って行く。飛びだした3番が正されるのです。その理由はわかりません。しかししばらく咳をしていると、3番が勝手に治って行く。これは私が発見したというのではなく、数百万人の人々を、ていねいに自然医学の目で見て来た整体法の、経験による発見です。

次にくしゃみ。下腹には、丹田というエネルギー発現の源があります。くしゃみはここに良い形での力が加わる誠に理想的な刺激法になっているのです。くしゃみをすれば新陳代謝が一気に増す。私は飲み過ぎや、エアコンをうっかり消し忘れて寝ると、朝に鼻カゼを引いているのですが、少し背骨に気を通していると、そのうちすさまじいたて続きのくしゃみが100回位出て来て、その直後、ドーッと下着がびしょ濡れになるくらい汗をかきます。するとたいがいのカゼは自然に治っている。だから、くしゃみも体の自動調節法。

そして出血。体というものは本当に良く出来ていて、毒血は毒血で集めて捨てる働きを持っているのです。鼻血は頭部に集まりすぎた充血（古い血）の調節ですし、吐血や下血にももちろん意味がある。胃や腸にポリープや潰瘍が出来ていると、吐血したり、大便に黒い固まった血が混じる。これは潰瘍等を作っている悪組織の洗浄なのです。だから毒血の排泄と思えば良い。病院では潰瘍性大腸炎は、滅多に治らない病気とされますが、当院では10年来の潰瘍性大腸炎を患っていた人が沢山治っています。少し腰部の調整はするものの、あとはとりたててどうこうしない。ただ、下血を恐れるな、どんどん出せ、出せば出すほど早く良くなると言っておくだけ。これで半年ぐらいでみんな良くなる。手抜きと思われるほど簡単な指導ですが、本当の事なので私としては、そう言うしかない。子宮筋腫なども、1ヶ月くらい生理の不整出血が続くと、その後スーッと消えたり小さくなる事が沢山あります。吐血も下血もたいていの場合は体が良くなるための大掃除であり、自然修正法なのです。

こうして見てくると、普段に体がおこなっている下痢も発熱もくしゃみも咳も、みな良い事ということになります。では「痛み」はどうなのか。「痛み」があるからこそ「やってはいけない事」というのがわかるのです。また、体の使い方がズボラな持ち主に対して「養生」の要求をしているのです。静養して体を休めよ、あるいは頭痛などの場合、頭を休めよ、という体の強権発動なのです。痛みを発している期間に養生すれば、他の時より体はずっと回復しやすくなるのです。つまり静養する急所の時期である事を体は知っているのです。それに、痛みは報知器的な一面もあります。報知器があるからこそ、ボヤが出た時点で火事とわかるわけで、報知器が無ければ、通報する人がいない空き家のようなもので、そのうち全焼してしまいます。痛みという体の本能的生理作用があるからこそ、人は70年も長く生きていられると言えるのです。だから、痛いといっては病院に行って薬を飲むというのは、まさに体を鈍くして報知器をぶち壊す行為です。薬の乱用は危険この上ない。

ところで、現代新薬というのは、毒も薄めれば薬になるという発想から出て来ております。だから、飲み続ければどんな薬でも例外なく毒以外何ものでもない。薬学部を出た人はみんな知っている事ですが、「毒を、わずか少量、それも短期で使用すれば一時、症状を和らげる等の薬効がある場合がある。だから、昔は毒物学部薬学科だったのが、今は経済的力関係もあり薬学部毒物学科になってしまった。すべての現代新薬には、必ず副作用がつきまとう」。だから、皮肉な話ではありますが、薬学部を卒業した薬の専門家たる薬剤師さんは、実はあまり薬を出したがらない、本音では……。かわって医師はと言うと、6年間のうち2年は基礎医学をやるが、残りの多くは死体解剖ばかり。来る日も来る日も死体を細かく調べて行く。だから手術は得意ですね。そこは素晴しい面であるけど、生きている体の変化にはうとい。つまりまあ、車のエンジンルームを一つ一つばらばらに分解して行く感覚ですね。人体を部品の集合体と考えているわけです。しかしそれでは恥ずかしくなって顔が赤くなってもそれは皮膚の病気にされてしまうし、毒素出しのブツブツも皮膚病という事になってしまう。右の股関節が硬くなると虫垂炎になるが、それも盲腸が悪いんだ、切ってしまえ、ということになる。

　話をもとに戻しますが、痛みというのは、実は、多くは体の回復期に起こるのです。真っ逆さまに悪くなっている時期は、あまり出ないのです。悪くなっている時にいつもいつも痛いと精神がまいります。だからたぶん脳（精神）を守るためだと思います。より、優先に守る順位があるのです。だから悪くなっている真っ最中は、全部が全部とは言えませんが、あまり痛みは出ない。逆に体が少し回復してくると、痛みが出てきます。つまり、ここで安静にしていれば、もっと早く、より沢山回復できるぞ！という事なのでしょう。これを我々は高潮期反応と呼びます。

ともかく、痛みも含めて、体の反応に対する誤解が現在は多いのです。自動車の部品の感覚で人間の体を考えては困るのです。人の体は機械ではないのです。普段と違う事が、決して故障とは限らない、むしろ回復現象である事が多い。少なくとも、あと3年も生きられる体が自動的にやっている事は、みな体にとって回復のために必要な事なのです。要するにその体の、現在に於いての最良の選択という事なのです。病院でレントゲンを撮って、例えば肺などに白い影が映ると、大変だと慌てます。しかし体の組織や細胞が回復（蘇生）する時は栄養素、特にカルシウムが大量に必要です。そのカルシウムがレントゲンに映るのです。すなわち、レントゲンに白い影として映った時は、すでにそこは回復中という事なのです。体がその部分を治すためにカルシウムを大量に集めているわけです。それを異常とされては体としてはたまらない……。

ここで、もう一度申し上げます。体が自然に行っている事は、すべて意味があっての事で、もちろんそれは、生きられる体の場合、回復するための、死なせないための、修復現象であるのです。生きている体は必ず、いつも常に治ろうとしているのです。ただ、その自然修復力が落ちている体というのがあります。死ぬ体でなく生きられる体であっても、自然修復力（ホメオスタシー）が著しく落ちている体というのがあるのです。当院で言うところの「鈍い体」、ということですが、それも自然修復現象であるには違いありませんが、遅々として進まない。せっかくの自然修復現象も、あまりに遅すぎて故障のように思えるほどの人がいます。慢性的に数年も痛むなんて人の殆どはこれです。そこに問題があるのです。ハッキリ申せば、それを（自然治癒力）を上げるために、気功法や整体操法の意味があるのです。私の本音は、痛みや変調を治すために来てもらっているのではなく、その人自身の自然治癒力を引き出すために来院していただいているのです。これさえ旺盛であれば、体などどこを病んでも、必ず時期を経て勝手に治って行くものなのです。

病院で出される薬について

最近ではテレビや新聞で、病院が出す薬について、副作用やひんぱんに飲む事の弊害を紹介しておりますので、若い方々は嫌がる人も多くなりましたが、年配の方などは未だもって薬信仰が根づいているようです。過去の先入観といったところでしょうか。

さて、皆さん、薬、薬と普段言いますが、実は「薬」というものはこの世に存在しないのです。これはある意味略称で、正式名称は実は、「薬物剤」もしくは「毒薬」。現代新薬と呼ばれる、病院で出されているあの白い粒はすべて、体に毒、あるいは異物となる「毒薬」なのです。現代薬学の考え方は、「毒を薄めて、少量を体に入れると、一時的に痛みや症状が和らぐ場合がある。これを薬効と呼ぶ（ことにする）」というものです。だから昔は薬学というのは無かったのです。何と言ったか。「毒物学」と言ったのです。薬というのは、体の内部で自然発生する自家薬しか存在しない。人工的なものは、すべて体にとって異物である……。これは薬学部で必ず学ぶことだそうです。

たとえばコブラやハブに咬まれたら死にますネ。猛毒です。このコブラの毒を1000倍くらいに薄めて、小さな注射器で20㎖くらいを体に注入する。すると、痛みやしびれがバッサリ無くなって楽になるのです。つまり神経のマヒです。要するに、神経をバカにしてしまって一時的に治ったように錯覚させるというもの。実はこれが痛み止めと言われるものの正体なのです。痛み止めに限らず、すべての薬は、症状を一時的に抑え込んでいるだけであり、その本質は毒作用の応用なのです。あまりの事にビックリするでしょうが、現代医学に於ける投薬という医療行為は、実は体に毒あるいは異物を入れる事である事を薬剤師さんは全員知っているのです。私のところには今まで数十人の薬剤師さんが来ておりますが、これは、一人一人、全員に確認したことです。確かにその通り、大学の時にそのように学んだ……と。

薬と言うのは略称、あるいは造語であって、あくまで毒薬や体の異物となる薬物を利用しているに過ぎず、そしてこれらは必ず副作用を伴う、という事実をちゃんと知らねばならない。人工的に創るものに薬など存在しない、正式には「毒物（異物）」であるという事を。だからアメリカでは厚生省にあたる機関は「毒物学研究所」と言う。もっとも医食同源である漢方薬は、毒物ではありませんが、これは自然の食べ物を治療に応用した、言わば食事療法であるから薬とは言いがたいですね。「薬」とは誠に耳あたりの良い言葉で、さも体に良いもののようなイメージがありますが、そんな言葉を使うから素人が惑わされるのです。ちゃんと、病院で受付のお姉さんが、会計の時に包を出しながら「○○さん、今日は××日分の毒薬を出しておきますからネ、副作用があるけどちゃんと飲んでくださいネ、では今日は○○円です」と言うべきなのです。

小生の実兄は、薬学部を出て正式な国家資格を取得した薬剤師です。その兄が、やはり薬学生の時、以上の事を学んで悩みました。薬剤師さんは薬の専門家です。薬（毒物学）の歴史からその正体まですべて勉強しております。だから薬剤師さんは卒業するころ、皆、一様に悩むのだと言います。人のためになろう、人の役に立とうと薬学部に入り一生懸命勉強しながら、現代新薬（病院で出される薬）の実体を知って……。私の兄は少しばかり正義感があって、食うための手段としてその資格を使うのを嫌がり、病院には入らず、漢方薬局を開業しました。が、これはこれでなかなか大変のようです。一人でやるとなると、資格や知識だけでなく、話術や営業センスも必要になりますから……。

ところで、医師はと言うと、皆さんビックリするでしょうけれども、薬の勉強は全くしないのです。医学部6年間、インターン2年間、計8年間で薬の勉強は一切無い。もちろん、病院に勤めてからも殆ど無い。つまり薬に関しては薬剤師さんに比べれば全く素人なのです。だから平気で山のような毒薬を患者に出せるのだと思うけれども、実は病院には、病名を決めたら、薬も自動的に決まるようなマニュアルがあるのです。ある病名を決めたら、こういう薬を出す、という基本マニュアルが存在する。もちろん、このマニュアルのガイドラインを作っているのは薬（毒物）の製造元でもある製薬会社です。つまり、薬（毒）の取り次ぎ人をやっているわけですね、病院というところは。いや、言い過ぎました。これは失言です。もちろん、役に立つところも沢山あるし、立派と思う分野もあります。しかし、失言と言いつつも、そう言わせる面が多分にあるのです。特に薬に関しては。でもこの辺で止めときましょう。

このようなわけで、薬に対する迷信を改めていただいて、体の感覚をマヒさせたり、体が治ろうとする調律作用（反応）を無理矢理抑え込んで一時的に治ったように見せかける薬に頼らず、体が自然に回復しようとする力を立派に引き出させるようにしていただきたいと思います。薬の常用というのは、問題の先送りのみならず、高利の借金を増やして行く事に他ならないのです。

尚、ペニシリンなどの抗生剤も初めは効きますが、そのうち菌の方が強くなってしまって、どんどん量を多くしないと効果が無くなります。また、薬を飲みつづけると、体が本来持っている免疫機能、抵抗力というのも落ちて行きます。これは大変危険な事です。癌もこの免疫低下が原因で起こるのです。しかし小生は、現代医薬のすべてを否定しているわけではありません。抵抗力の著しく低下した弱い体は、一時（いっとき）、短期間であれば、抗生剤や薬物の力を借りるのは有効な場合もあるからです。また、死を待つばかりの人は、薬づけになって感覚をマヒさせた方が取りあえず安楽です。ここで申す薬の弊害は、普通にまだ10年くらいは生きて行くつもりの人のための一般論である事をご了承ください。

「発熱」は何故おこる？

発熱というのも、体が「必要」と判断しているから起こるのです。どのように衛生に気を遣っている人でも、細菌やウイルス、カビの胞子など、体には常に多量に入って来てしまいます。もちろん、これらの勢力が大きくなり過ぎると病気になる。そこで普段頑張っているのが免疫力。白血球やリンパ球をはじめとする、体の恒常機能（正常に戻す力）です。

ここからが肝心。発熱というのは、この免疫機能の一つなのです。いや最大のものと言ってもいい。地球上に存在する細菌やウイルスはどういうわけか熱に弱いのです。低温には驚くほど強いが、熱には誠に弱い。癌細胞も結核菌もエイズウイルスも天然痘も40℃～41℃で3日ほど培養すると死滅してしまいます。人間の体は（人間に限らず哺乳類のほとんどは）その長い進化の中で、細菌やウイルスと戦うのは発熱が一番合理的だと学習して進化を完成させているのです。細菌やウイルスが少しくらいの量ならば、白血球やリンパ球が対応しますが、これをむやみに（大量に）活動させるのは両刃の剣だからです。白血球が多くなり過ぎると起こる白血病がその一例ですね。だから免疫力の旺盛な体は必ず高い熱を出す。そして体の消毒を図るわけです。38℃か39℃くらいまでなら心配する人は私のところでは少なくなりましたが、しかし40℃越えるとなかなかわかってもらえない。少なくとも熱が出ているその時は。でも本当は38℃や39℃で死ぬ細菌やウイルスは少ないのです。どうしても40℃でなければ効果は薄い、しかも半日くらいではなく1日以上でないと。だから熱が出る前にちゃんと前もって理解しておいていただく必要がある。

しかしまあ、大人は今までさんざん薬物（風邪薬や解熱剤など）を飲んで来たから40℃など滅多に出ないのです。だから癌になりやすいわけだけれども、それはそれで私も大人の発熱に悩まされる事が無い。もともと高い熱を出す人がいないので相談が無いですから。でも、子供は40℃出すのです。それで解熱剤を飲まされてしまう。実はこの項は、子供のために書いていると言ってもいい。大人（親）に理解がないと子供が可哀そうだからです。薬物のせいで、ひ弱な、病気がちな、朝礼で20分と立っていられない子供にしてしまうのはあまりに可哀そうだからです。子供が40℃も熱を出せばたいがいの親はあわてます。無理も無いですね、気持ちはわかります。でも体の本能は大人も子供も関係ない、同じなのです。長い進化の中で、誠に合理的に処理する方法を体は知っているのです。いや、むしろ子供のほうが恒常機能は高い。ちゃんと体を守るべき優先順位を知っており、どれくらいの高熱が必要か、そしてどのくらいの時間出すべきなのかを知っているのです。だから親があわてず泰然とみていられれば、必ず用が済んだら平熱にもどるのです。高熱を放っておくと脳炎や髄膜炎になるなどというのはデタラメで、それは薬物による副作用です。この前もテレビで、インフルエンザになり病院に連れて行き、解熱剤を飲ませたその晩から容体が急変して仮死状態になった5歳の女の子が紹介されていました。その後4年半、完全な植物状態で現在医療裁判中との事でした。

先にも申したように、長い進化の過程で自然の叡智の結晶とも言うべき体の、その調律機能の見事ぶりはとても人智で計れるものではなく、正常を保つために、死に至らしめないように何段階も安全バーが敷かれているのです。体は守るべき優先順位をしっかり認識しており、高熱がいつまでも続いて頭がパーになるなんて事はないのです。高熱というと、すぐに髄膜炎などを連想して恐ろしいと言う人がいますが、「炎症」という現象も体の自然調律作用なのです。細胞や組織を蘇生、回復するには、「温める」という事が大変有効になります。疲れた体は風呂に入って温めると回復する。眼の疲れも温めれば抜ける。萎縮、硬縮した組織は温めるという事が大変有効な回復手段なのです。これを体が自動的に行うものの一つが炎症です。どこかを打撲しても腫れて熱をもったら問題ない。影響が後には残らない。でも腫れもせず外から見て何の変化も無かったら用心する必要がある。そのまま組織が萎縮してしまう事が多い。つまり炎症もまた、体の自然調整の一つなのです。それに際して、髄膜も内臓も筋肉も、違いはない。たとえ脳だろうと体の一部には変わりはなく、そこに炎症を起こす必要があるから、しばらく熱を持つとその部分に大変有益であるから体は炎症という現象を引き起こす(選択する)のです。それに、神経や髄膜というのも、わりと細菌やウイルスが付着しやすいところなのです。だから3日や4日程度、41℃くらいの熱は放っておけば良い。むしろ大いにやれば良いのです。特殊な脳膜炎だけは注意する必要があるけれど、これは全体の0・1%以下ですね。この場合は必ず呼吸に現れるから、普通と何か違った呼吸の仕方をしているような場合は専門家に相談してほしいと思います。が、普通は殆ど問題ない。本当に危険な水準と言うのは42℃の2日目からです。

しかし、42℃の2日目というのは誠に特殊なもので、細菌やウイルスの場合はあり得ず、頭を打って脳膜炎をやっているなど、ごく稀な場合に限られるそうです。だから40℃や41℃などの場合、鼻でもほじって回復を2日でも3日でも待っていれば良いのです。でも子供がウンウン唸って苦しそうなのを2日も3日も見ていられるか、と言われそうですね。確かに気持ちはわかります。しかし、私の経験では普通の場合1日か長くても2日だし、体が必要で出している熱は、言わば自然の生理作用なので、大人が思っているほど苦しくはないのです。それは確かに元気で遊び回ってはいないし、汗もかいて顔は赤くなって一見苦しそうに見えるけれども大人が想像しているほどではない。それに2日か3日後に回復した時、新しく素晴しい免疫力、抵抗力というのを獲得しているのです。一つの免疫力を獲得すると、それはどんな病気にも通ずる。細菌やウイルスの種類が変わればまた新たにT細胞などのリンパ球が学習する必要があるけれど、今度はさっと熱を出してさっと経過してしまう。以前よりも、さっと済ませてしまう、そういう「力」を身につけて行くのです。

体というのは結構捨てたものではないのです。さっき大人は、鈍くて免疫力も低いと言いましたが、マラリアなどにかかると、体は一念発起して高熱を出す。相当ボロの体で普段かぜをひいても微熱しか出ないなんて人も、マラリアにかかると高熱が出る。〝これはやばい〟と体が判断すると、ボロの体でもちゃんと、〝いざ〟という時は頑張ってくれるのですね。マラリアというのは蚊の媒介する原虫です。つまり寄生虫のようなものですが、細菌やウイルスなどよりも大変熱に強く、危険度も高い。だから体が〝やばい〟と思う。そして42℃近い高熱が出る。これくらいの高熱になると、ようやくこの原虫、死ぬのです。42℃なんていったら、癌細胞なんかメロメロでしょうね。たちまち死んでしまう。癌になっても体が熱を出さないというのは、それだけ癌細胞を体が危険視していない、と言い換える事も出来ますが、実際、癌細胞など出来たり消えたりしているというのは医学界の常識になっています。しかし本人が知ってしまうと恐怖の心から消滅しなくなってしまう。心の問題のほうが恐ろしいわけです。

少し脱線しましたが、つまりマラリアのほうが、癌よりも体にとっては危険度が大きいという事なのですね。

さて、こういう話をすると、いつも出る質問ですが、幼児や小児は大人にくらべて弱い、と病院では聞いているし常識でもそうなっている。子供のほうが免疫力が強いというのはどういうわけか?こういう質問を出す人はよく話を聞いていてくれる方ですね、とても嬉しいです。

子供というのは、大人よりも、ずっと強い面と、逆に弱い面の、両面持っているのです。まず強い面は、病気の処理能力。細菌でもウイルスでも、それに対して免疫細胞がどんどん学習して処理能力を増して行く。先の高熱を出すのも、それが最も有効な手段である事を知っているからであり、また、実際に出すべく力を持っている。つまり子供というのは、病気を経験して体を強くして行くのです。免疫細胞の学習のみならず、麻疹（はしか）を自然に経過させれば肝臓が強く育つ。水ぼうそうを自然経過させれば腎臓が強く育つ。おたふく風邪を自然に経過させれば生殖器が発育不全になる事はない。これも万人の子供たちをていねいに観察、指導して来た野口先生の経験ですが、ここで言う経過というのは、薬を使わず、自分の力で越えれば、という意味です。最近無精子症や不妊症などが大変多いですが、本当に環境ホルモンのせいかどうか疑わしいものです。あれはあくまで仮説であって因果関係は全く解明されていないのです。我々療術家は、おたふく風邪の失敗によるものと考えています。実はこれは、沢山の証拠やデータがあるのですが、紙面の都合上ここでは割愛しておきます。このような訳で、子供の病気というのは体を育んでいくための訓練とも言えます。もっと言うなら、病気を利用していると言えなくもありません。

次に、子供が大人より弱い面ですが……。これは第一に精神面と気温（暑さ寒さ）。親の心配、不安を子供はテレパシー的に直接影響を受ける。不安をかかえながらでは、なかなか病気は治らない。感情や無意識というのは、体をコロコロ変化させてしまう。癌は知ったら治らない、というのもその一つですが、体と心はどこまでも一体、いや、心が主、体が従なのです。山で遭難などすると、穴の中で毛布にくるまって寝ているだけなのに、助けが来ず死ぬのではないかという恐怖によって2日ほどでげっそり痩せて、胃も肝臓も機能不全に陥る。子供も同じで、親への依存度が大きいほど、親の心配や不安を直接受けてしまう。不安こそは健康の大敵、病気を長びかせるもっとも大きな原因なのです。

次に気温。子供は後天的なものなら殆どすべての病気を克服する能力を持っていますが、温度だけには弱いのです。先の心理的な要因を除けば唯一、この温度というものだけには抵抗力が無く、もろい。つまり、暑さ寒さには弱いのです。子供が何か病気したとき、暑すぎても寒すぎても重くなる。なかなかうまく経過せず時には死ぬことさえある。だから子供の病気の場合、一番気をつける事は、そのかかっている病気そのものではなく、看病の仕方、にあるのです。子供の発汗の状態、下着の濡れ具合、息苦しそうかそうでないか、などが重要ですね。でもこんなものは子供を持つお母さんなら普通に見ていれば暑そうか寒そうかわかるというもの。わからなければ子供に聞いたら良い。ただしエアコンを使うような季節には、あまり暑い時は室温を少し落としてもかまいませんが、空気の流れは少なくするよう工夫する事です（発熱誘導中は不可）。

また、下着が汗ばんで濡れてきたらすぐに取り換える事です。暑すぎは悪いが基本的にはふとんに入って体を温める事（夏はエアコンを使わない場合はタオルケットでも良い）。

その昔、麻疹（はしか）が恐ろしい時代がありました。子供の麻疹の死亡率が10％を超えた時代。その中でも新潟県に子供の麻疹死亡率が30％を越えて恐れられた村がありました。本来、子供の体にとって麻疹などバカみたいな病気で、どうってことないものです。むしろ、先に申したように麻疹を自然経過させれば肝臓が丈夫に育つ。よって麻疹は予防接種などせず、大いにやるべきです。それである医学者がこの村を調査に行ったのです。するとそこは貧しい農村で、子供を（赤ちゃん）カゴに寝かせたまま木陰に置いてノラ仕事をしていたのです。貧しい村だったので、大人は総出で畑に行ってしまうから、子供を家で見る人がいないので連れて行ったわけですね。そうなると困るのは風。ノラ仕事をしている大人たちには心地良い風でも、暑い寒いに弱い赤ちゃんには誠に恐い風となります。ことに田植えや畑仕事をする季節は木陰でも汗ばむ日が多い。そこにヒューヒューと風に当たる。それでも健康な時は死ぬことまでは無いが、麻疹などやってデリケートな時はこれは誠に恐ろしい。それでこの習慣を止めさせたところ、以後この村に麻疹で死ぬ子供は一人も出なくなったという事です。

この村に限らず昔は日本人は皆貧乏で、数世帯が一緒の棟に住む長屋が多かった。それもボロ家が殆どだったからすき間風がスースーと入って来た。故に麻疹が治りにくい病気だったのです。つまり「冷え」の状態を作ってしまっていたわけです。この例が、「子供は弱い」という現在の少々間違った常識を端的に現していますね。だからこれは次のように言い改めねばなりません。「子供は病気そのものには強い、ただし寒暑には弱い」と。

さて、「熱の意味」と趣旨は少し違いますが、大事なことなので「病名をつける」という事をお話しておきましょう。

病院に行くと「病名」をつけられますね。すると皆さん何故か安心しておられます。おかしな話だけれども病名をつけられると不思議と皆さん安心している。何故でしょう。それは正体がわかった、という安ど感からなのです。人が一番恐れるのは正体不明なものに対してです。だからとりあえず正体がわかったという事は安心感が得られます。しかし、これは実に困ったことなのです。例えば「○○病」と診断されて、自分でその○○病に対して何か対処方法を知っていますか？　きっと、素人だから何も知らない、何も出来ない、ということになり、じゃ言われるままにもらった薬でも飲みましょう、となるでしょう。ここに問題がある。つまり、○○病と病名をつけられたら、○○病の持ち主であるという自覚をさせられてしまうのです。無意識の中に於いて〝病気持ち〟という確認になってしまうのです。それでは自然経過などあるはずがない。つまり、病院へ行って、病人になっているのです。無意識が認識すれば、体は必ずその無意識通りになる。これは要するに、催眠術と一緒なのです。貴方は○○病の病人なのですよ、という催眠術にかけられているのです。もちろん、医者も意図的にやっているのではないでしょうけど、結果は同じなのです。○○病だろうと□□病だろうと、どうでも良いのです、そんな病名は。カルテ作成のための便宜上のものであって、本当は本人に知らせるべきものではない。知らせれば病気を認識する心が病気を重くするのは当たり前であって、体がしようとしている自然経過の邪魔になるだけなのです。だいたい「患者」というのも嫌な言葉で、〝わずらった者〟なんて失礼だと思いませんか？

病気というのは今は確かに何らかの不具合があるわけですけれど、同時に自然修復中でもあるのです。例えば、これからきれいな家にするためにリフォーム中の家があるとして、そのリフォーム工事が30日間かかるとする。途中の15日目にその家を見て、瓦が半分しかなく、壁紙も貼られていなかった。この家を「壊れた家」と言いますか？　貴方だったらどうします？　自分の家をきれいに立派にしようとしてリフォームしているのに、工事途中で見た人が「なんだ、壊れたボロ家！」と言ったとしたらきっと、「バカ言え、修復中の家だ！」と言い返しませんか？　全く同じことなのです。しかしここで、この家は「壁紙はがれ病」なのです、と工事監督に言われて、貴方も工事を中断してしまったらどうなるか。本当に壊れた家、という事になってしまいます。体の病気というのはこれと同じなのです。どんな病気も、（先天異常は別にしますが）体は自然に修復しようとしているのです。その時、トンカチトンカチと釘を打つ音や、ドリルでガリガリやる音やホコリが痛みであり、発熱であり、自覚症状なのです。気功というのも、より良い設計士さんや工事監督、そして腕の良い職人さんなどを集めるためのものであり、つまりより良い家に、数倍早い工期で完成させ、かつ末永く住めるように普段のメンテナンスをする役割にあるのが気功や整体でありますが、もともと、改修しようという働きそのものは、強弱の差こそあれ、ご自身の中にもっておられるのです。ここでまとめておきましょう。病気というのは、自分で治すことの出来ない機械とは違い、どこまでも貴方自身すでに着工しているリフォーム中（回復途中）、ということなのです。

第2章

自然に自分が変わる
潜在意識からの『意識革命』

心と病気

病気とは気の病い、と書きます。気の病いとは、すなわち心の病いです。漢字を生み出した中国四千年の経験をもって、病気とは多くは心の病と見抜いていたのでしょう。医学の祖と呼ばれるヒポクラテスを始め、古来の先人たちは「病気を診る事なかれ、病人を診よ」と言われてきました。すなわち病気になっている人の病状を診るな、病気になっている人の心を診よ、とは誠に不遜な言い方ですが言い得て妙なり、です。そう、当院（うち）に来る患者で、相性の悪い姑さんと同居などしている場合、様々な病気になって来ますが、気功するとしばらくは良くなるが、なかなか根本的には解決しないのです。だから私はこれらの方にいつもこう言うのです。「住む部屋を用意してあげて、なるべく早く別居なさい――」と。

心の問題を無視して、医療にたずさわろうとする者は、人間の体を物体としか見ていない素人の人たちと言わざるを得ません。そこまで言うかと貴方はおっしゃるだろうか。少し言い過ぎかもしれませんが、では次の話をご紹介しましょう。それはとても恐い話で、れっきとした現代医学書に報告されている事実です。第二次世界大戦下に於けるナチスのユダヤ人に対する人体実験――。

『ナチスが捕虜として強制収容所に送ったユダヤ人に対し、かくもおぞましい実験を人間に対して行った―。まず捕虜を目かくししてイスに座らせ、縄でグルグルに体をしばりつけて置く。それから腕の血管に注射針を突き刺し、その先にチューブをたらし、バケツにポタッ、ポタッとゆっくり血を抜いていく。その者は1時間から2時間で出血多量でけいれんを起こし死に至る。これをズラリと捕虜を並ばせておいて仲間が死んで行くのを見せる。1人、2人と順々に死んで行く。そしてある者の順番の時、同じように目かくしして注射針をさしたところまで同じだったが、チューブに栓をしてポタッポタッという二セの音だけを耳もとで聴かせた。ところが、実際には血を抜く事はしなかったにもかかわらずその者は、同じように約1時間経過後、突如けいれんを起こし死亡した――』

これは人間の体を物体として考えた時には、この死亡は説明出来ないのです。実際には血は抜いておらず、変わった事と言えば注射針が腕に刺されただけ。要するにこれは恐怖という心によって、俺はもうすぐ死ぬのだという意識（無意識）によって肉体を変化させた。すなわち、心の力というものは、病気どころか命すらも絶つ事の出来るほどのパワーを持っていると言う事が出来ます。肉体に危険とされる因子が何一つ存在しないのに、何故生命維持すら出来なくなってしまうのか。大脳生理学者や心理学者が、あれこれ難しい理屈を並び立て、仮説を立てるのですが、つまるところ、心にはそれだけの力を持っているのだ、という事です。山で遭難すると、恐怖と不安でわずか2日で、胃も肝臓も全く停止状態の機能不全に陥る場合がありますが、これも同じ理屈です。これほど極端なストレスや強烈な暗示（催眠）は日常では存在しないにせよ、しかし普段の小さなストレスの積み重ねが、どれほど健康をそこねているかがうかがえます。

整体法の創始、故野口晴哉師が精神作用について、おもしろい事を言っております。

『この間も、病気がなかなか経過しないで、だんだん重くなり、しまいには歩けなくなってしまった子供がおりました。小児麻痺の経過をたどりだしたのです。父親が困っていましたので、私が見に行きますと、親が一生懸命、心配して看病している。一生懸命に心配するから、子供は親の心配するようになろうとしている。なろうとしているわけではないが、大人の知恵をいつも押しつけているから、〝その利口な大人が心配するのだから自分の病気は悪いに相違ない〟と思う。そして大人が、耳の聞こえなくなることを心配したり、歩けなくなることを心配したりすると、今度はそのようになっていく。歩かないうちに、大人の考えるように自分は歩けないと思い込み、だんだん歩けないのがひどくなりました。

それでは具合が悪いので、私はその子供といろいろ話してみました。話していると、ピストル型のライターをとても欲しがっていることがわかりましたので、翌日、私のピストル型の古いライターを持っていって、「これ、やろうか」と言ったら、喜んで「欲しい」と言う。ところがそのライターで一日中悪戯をしている。お母さんが遠くへ片付けておいたら、それをこっそり取りに行く。動けない筈なのが這って取りに行く。親は食欲がないと心配しているけれど、実際は、お腹が空くと冷蔵庫も開けに行く。とうとうガスライター1つを転機に病気の方を忘れてしまい、今度は悪戯する方に集中してしまった。危ないからお母さんが隠すと、あちこち探し出そうとする。そんなことを繰り返しているうちに、歩くようになってしまいました。お母さんは火事が心配でしょうがないと苦言を言うから、「まあ、歩けなくなるよりはいいじゃないか」と話したのです。』

野口晴哉著「愉気法1」より

また、こんな事もあります。

半身麻痺などで歩けなくなった人に、師は、何の前ぶれもなく、カエルやヘビ、ムカデなどを、突然その人の胸の上にポイと置いて、知らんふりしているのです。すると、立つことが全然出来なかった人が、「ハッ」として起き上がる。それっきり歩けるようになってしまうというのです。それはさぞビックリするでしょう。いきなりヘビやムカデを自分の胸の上に置かれるのですから。

一度びっくりして動いてしまうと、それっきり動けるようになってしまうのです。ただしここで「おや、立てますね」と言って、「本当だ、立てる」「本当だ、歩ける」と本人に言わせる、つまり自覚させる事が大事なのだそうです。それを自分から言わせて、自分の意識の中で、治ったのだと思い込ませないと、また、歩けないようになってしまう。本当に治ったんだと自覚すると、それっきり動けるようになるというのですが、まさか、このような治療法を、常用するわけにはいかないでしょう。もしも効かなかったらどうしますか、これ。まあ、名人野口晴哉ならではの治療です。万一効かなくても、サッサと気功法で治してしまえるからこそ、こういう手抜きが出来るのでしょう。私も機会があれば使ってみたいと思っておりますが、東京では、ヘビやカエルがなかなか手に入りません。それに私には、人にヘビやカエルを投げつける勇気がありません。

人間の精神作用というものは、大変面白いものです。安心しただけで、痛みが無くなったなどという事は、沢山あります。表面の意識では認識されない、本人さえもわかっていない、心の奥底の潜在意識や抑圧が、現代不治と言われる難病の元になっている事は非常に多いのです。

オーストリアの精神科医で、のちに深層心理の大家となったジグムント・フロイト、皆さんも名前はご存知だと思いますが、このフロイトが臨床の中で、次のような患者さんに出会いました。その人は若い女性で、突然下半身不随になって、動けなくなってしまったのです。どこをどう調べても原因不明で、異常もない。しかし本人は非常に苦しんでいる。そこで不思議に思ったフロイトは、精神を安定させて、心の奥を引き出していくカウンセリングを始めたのです。

すると、実はその女性は、お姉さんの旦那さんを好きだったことがわかりました。つまりは許されざる不倫。もっとも許される不倫など無いかもしれませんが、大好きなお姉さんを裏切る苦しみと、どうしようもなく好きになってしまった心とで、非常な葛藤があったのです。これは大変な苦しみです。苦しくて苦しくて仕方がない。それで、この女性は無意識のうちに下半身不随で体が動かなくなってしまった。

つまり、精神的な苦しさのあまり、自分の体を壊した方が楽だということになる。半身不随ほどの大病人になれば、あきらめもつきますから。もちろん、そんなことは、本人もわからない。彼女は自分でも知らないうちに、そういう心の動きになっていたのです。

病気というのは気の病ですから、この女性に限らず、似た例は沢山あります。たとえばお年寄りで、病気になっていた方が都合が良いという場合。病気だとみんながやさしく親切にしてくれるし、注意を向けて自分に気を遣ってくれます。治ってしまえば、また放っておかれ、自分のことは自分でしなければならない。だから、適度に病気になっていた方が心地良いわけです。

これも、本人は自覚しない潜在意識から来ることが多い。人によっては知っていてやっているのかもしれませんが。

潜在意識については、私も患者を治療する上で大変難しいものを感じています。私のところにはよく、急にセキが出てきて、喘息になったおばあさんなどが来ます。さて、この人を治療するわけですが、喘息を治す以前に、この人の心の中に何があるかをつかまえなくてはなりません。単純に過労の積み重ねが原因であるとか、肺が弱ったためのものならば、いくらでも治療の仕方はあります。脊髄を整えても良いし、神経反射法を使っても良い。簡単な症状なら、首すじから肩にかけて蒸しタオルで温めるだけでも良い。気功法を使うまでもありません。

しかし、これで治らない場合が時々あります。あらゆる手段を使っても治らない。もう体は整っているはずなのに症状が治まらない。このような場合は、精神的なものがからんでいることが多いのです。この喘息のおばあさんにあらゆる治療をしても治らないなら、この人の頭の中に滞った欲求不満があるのです。家の中で邪魔者扱いされているとか、無視されているとか、誰もかまってくれない、自分に注意を向けてくれないなどです。

このような場合、突然体を壊し「私はここにいるぞ」という自己主張で病気になることが多分にあるものです。ゴホンゴホンとやっていれば、当然みんなが心配してくれますし、気を遣ってくれます。自分に注意を集中してくれます。つまり、わざわざ病気になりたくてなっているのです。しかし、もちろん本人は自覚していません。無意識によるものです。

潜在意識の問題ですから、心の奥深くにそういう欲求がある。病気そのものとしては苦しいのですが、本人すら気づかない心の欲求があるのです。このような場合、私は、病気の原因になっている体の要因を取り除いた後、家族に丁寧に看病することを勧めます。すると看病されているうちに、きれいに治ってしまいます。しばらく親切にされて、愛情を受けて心が満足したからでしょう。欲求不満が解消されたわけです。

これが他人（遠縁の人）だったら、もっと早く治るのです。他人が看病してくれていると、長い間親切にされると「悪い」という気が出てきますから、早く治らなければ…という気持ちが潜在意識を変えるからです。また、わがままが言えないから居心地が悪いというのもあると思います。しかし、あまり欲求不満が溜りすぎて、根性が曲がっている人だと、他人では治らない。家族でしか治らない。

それも自分に一番冷たかった人でなければ治らない、といった具合に大変複雑になっていきます。根性が曲がった人は医者もお手上げなのです。もちろん、本人は本当に喘息なのだと思っているのでしょうけれど。

これは喘息に限らず、いろいろな病気として現れます。腰痛や神経痛などがポピュラーですが、ほかにも熱が出たり、下痢になったり便秘になったり、子供などはひきつけになるなど沢山あります。しかし、周囲の人にはっきりわかるように目立たなくてはなりませんから、喘息とか「痛い、痛い」と言える神経痛が多くなるわけです。

…以上で、おおむねおわかりの事と思いますが、人の「心」が病気を作っている事は案外に多いのです。いや、この後の癌の項でも触れるように、心が作っている病気は大変に多く、殆どと言って良いかもしれません。ここで言う「心」とは、潜在意識の事で、普段、自分自身が自覚している表面的意識のことではありません。潜在意識とは無意識のことです。本人自身も自覚していない意識、時に、まさか、と思うほどの自分でも意外な意識であるからこそ「無意識」と言うのです。しかしこれとて自分自身の中にある意識「心」であるのです。大脳生理学上、この無意識が人間の行動パターンの80%を決定すると定説にまでなっているのですから、病気治療を考えるうえで、この問題を無視しては医療は成り立たないという事が出来ます。

無意識というのは本人の勝手な空想、思い込みなどから生じます。例えばテレビなどで、どこかの名誉教授など権威が出て来て、これをするとこうなりますよ、などと聞いたりすると、ああそうなんだ、これをするとこうなるんだと無意識にポンと入り込む。すると本当に食べ物の食べ合わせなどくだらない事で腹を壊したり病気になったりする。本当は食べ合わせなど無いのです。逆に無意識は面と向かって、これはこうなんだ、などと言われても全然入らない、「お前は頭がいいんだぞ」と言われても「もう治ったんだよ」と言われても入らない、そうかなぁ、本当かなぁ、とそれを否定する事を無意識に考える、無意識というものは良い事も悪い事も、どちらも本人が自覚出来ない何気ない状態でポンと入り込むのです。

貴方は将来心臓を悪くする人だなぁ、なんて主治医に何げなく言われたりすると、それが、ああそうなんだと自然にポンと入り込み、長年かけて無意識が働き本当に心臓を悪くする。主治医は、確かこの人には心臓でなくなったお母さんがいたな、まあせいぜい注意しなさいよ、などという程度で言った事がポンと入ってしまうのです。

これがもし、面と向かって、「貴方は将来心臓が悪くなるよ、いいネ、注意しなさい！」と言われても無意識には入らない。なんでそんな先のこと今から判かるんだ、何が根拠なんだと無意識で反発が起こる。すると反発の空想の方が大きくて入らないのです。だから「お前は頭がいいのよ、勉強しなさい」と言っても効果はない。お母さんもいいかげんあきらめて、ホーッとため息をつきながら背中を向けたまま「お前はバカネ」と言った事がポンと入ってしまう。だからどんな場合も、潜在意識に放り込んでその人を変えようと思ったら、面と向かって言っては効果がないのです。こちらが勝手に納得するように何気なく言う。

さて病気に話をもどしますが、脳梗塞とか、脳いっ血をやって歩行困難になった人が当院にはよく来ますが、私はこんなものも多くはこの無意識の心の問題だと思っています。昔から病院では脳いっ血をやると、その周りの脳細胞が死んで運よく一命をとりとめても、手足が不随になると言われているからです。だからある人がこれをやった時、勝手に空想して結びつけ、それが無意識にポンと入るからです。空想こそが無意識を作り出すのです。

脳細胞というのは1本の線で結ばれているのではなく、インターネットのように網の目のように相互に無数に結びつき連絡し合っています。だから、よほど大きな部分で壊死(えし)を起こさなければ、その壊死を起こした部分を迂回してちゃんと情報を伝えられるように出来ているのです。先天的に左脳（あるいは右脳）が死んでいながら生まれて来て、少し障害があるものの、ちゃんと手足が自由に動き、右耳も左耳も聴こえ、目も両目見えるなんて子が沢山いるのです。これらの子の脳をＣＴスキャンしてみると、なんと片方の脳が普通より5割増しくらいに大きくなり、死んだ片方の脳をすみに追いやり、ちゃんと死んだ脳の役割を生きた片方の脳が果たしているのです。なんと人体とは不思議なものでしょうか…。脳いっ血の後、長年寝たきりの方が、頼る人が死んでしまった後、とたんに自分の事は自分で出来るようになったという人を、私はいく人か知っています。だから私は脳梗塞とか脳いっ血で手足が不全になった人は、よほどのものでない限り、自己暗示（催眠）による心の病気だととらえ、このように言います。「あなたは○○歳だけれど今は普通80歳、長ければ90歳まで生きるわけだから、あと20年以上も家族のお荷物ですかぁ、大変ですなぁ」と。これでかなりの部分が改善する。脳いっ血をやって松葉づえをつきながら足を引きずってやっとの思いで当院に来て、わずか10分の治療後にトコトコ歩いて帰った人もいます。家族のお荷物と言われて、これはいかん、なんとかせねばという無意識の心が働いたからでしょう。ただし少々根性の曲がっている人や、家族に長年冷たくされて来た人などは、無意識で〝仕返し〟と思うのか、なかなか良くならないので、次にまたいろいろ工夫をしますが、今後の治療の事があるので、タネは明かしすぎるとまずいのでこのくらいにしておこうと思います。

ところで当院では待合室に、遅刻や連絡の無いキャンセル、そして礼節の無い人はお断りと堂々と貼ってありますが、ここまで読んで来れば、何故当院がここまで礼節や遅刻等にうるさいかお判りでしょう。私が施術に対して、あらゆる面で真剣になっているのに、体を治す当の本人がレストランや美容室感覚でいられるのは、こちらがやる気を無くしてしまうので困るという事もありますが、それはやはり、人は潜在無意識の中で、ピシッと姿勢と意義を正して初めて、それを受け入れるようになるのです。その人の無意識が私の治療という事を受け入れてくれるのです。例えば、汚いままのくつ下や素足で施術台に上がるという事は、物事を教えられていない最近の若い子たちなら仕方がないですが、常識をしっかり心得た大人がそれをするのは、やはりその人の無意識の中で、治療や自分の病気を治すという事に対して、その程度としかとらえていないのです。それではやっぱり治るのは遅いのです。この人の潜在意識の中で私や施術はその程度のものであって、要するに壊れた電化製品を人に預けておいて直って返って来る感覚であり、自分の体という事に対して真剣にとり組んでいないのです。人間の体は機械と違い、新品の部品というものは無いのだから、治すのは本人の意識と自然治癒能力なのです。医者が病気を治すなんておこがましい話で、医者はあくまでも体を治すために必要な事を指し示し、療術を用いて導いていく、それだけの事なのです。

このようなわけで病気とは、まず「心」の病いと認識をしていただく必要があります。潰瘍や梗塞など、組織に病理実態のある病気ですら、実はそのもとは「心」である事が大変多いのです。もちろん、いったん病理的変性を起こすと生体エネルギーである「気」が滞り自然治癒力が出て来なくなります。心の問題だけでなく肉体の弱り、異常としての実体が病気として現われます。ここに潜在意識の誘導だけでなく自然治癒力を生み出す「気功法」が必要になりますが、以上のことで、本人に治す意識、いや間違いました、治す無意識（心）さえあれば殆どの病気は克服出来るのです。

潜在意識と病気

繰り返しますが、「健康」を考える上で、「心の問題」は本当に重要です。いや、これを無視して健康指導はあり得ない。「健康」は論じられない。鼻血なども、鼻から血が出るという事に気をとられて、不安を感じているうちはなかなか止まらないが、好きなテレビでも見て意識を他事に向けるとすぐに止まってしまいます。熱が出た事も、安心していれば、必要なだけ出ればその後急速に下がってくるのに、発熱という事に気をとられている間はだらだらと微熱が続いたりしてなかなか下がらない。転んでケガしても、心配しているとなかなかくっつかない。体のどこかが痛む時でも、痛みという事に心をとらわれていると、痛みが増したり必要以上に痛んだりして経過が極端に悪い。どんな病気やケガも、「不安」や「恐れ」をかかえながら経過する事は出来ないのです。従って、健康という事を考える上で、まず心が第一、という事になります、心とは、言うまでもなく「意識」の事ですが、体に影響を及ぼす殆どのものは、「潜在意識」です。意志である顕在意識は、肉体とあまりかかわりがありません。心の奥底にある本音というか、本人すらも自覚していない深い層にある心の意識（無意識）が体に圧倒的な力をもって影響を与えるのです。例えば、怖くない怖くないと意志（表面的な顕在意識）で思っても、本当は怖いと思っているうちは顔は青くなる。恥ずかしくない恥ずかしくない、と考えても、本当は恥ずかしいと思っているうちは顔は赤くなる。催眠療法が効果のある病気の一番は皮膚病だそうですが、潜在意識というものは、実に様々な病気と関わりがあるのです。それはそうですね。先にお話したナチスの捕虜の人体実験の話を思い出してみてください。思い込みというか、恐れというか、心の力で自らの命まで奪ってしまう事が出来るのですから。潜在意識というのはすさまじいエネルギーなのです。これを不安やおそれなど、悪い方向で使ってしまえば病気になるのは当たり前で、健康などになれようはずがありません。

この潜在意識の奥深さは、私も臨床上実体験として様々に見て来ました。

潜在意識がこうだと思い込めば必ずそのようになって行く。だからこれを使わない手はない。臨床上私がよく感じるのは、治療中、「これで治ってくれるといいですね」と言うとその通りよく治る人がいます。比較的症状の軽い女性などはよく効くのです。これは私に、手伝ってあげよう、治すのを助けてあげようという、無意識の心理が働くためです。治ってくれるといいですネ、という言葉の裏には私の、お願いしますヨ、という心がくみ取れる。じゃあ、治ってあげようという、心の自発性が出てきて無意識のうちに治そうという心が生じる。生物学的に言えば、信頼を寄せた異性には、条件を問わず共和して行くという本能が人にはありますから。ただし、女性の方が少し本能的に強い。あるいは包容力といったものかもしれません。これは女性の美徳で、そういう女性の美点が私も好きです。だから、さほど悪くない人はお願いが効を奏す。しかしこれは、あまり不安やおそれとか、自分は病気なんだという思いこみが強くなるとこれでは効かない。「心配ない、これで治る」などの断定的でなければ治らない。不安や恐れを打ち消す必要があるのです。

これが男性だと更にやっかいになります。男性である場合、私とは同性であるために、様々な心理が働く。だから体は治っているのに治らないということがある。同性には「反発心」というのが潜在意識に必ずある。特に私より少し年上の人、15歳くらいまで上の人はこれが強い。あまり年上になると、私より人生の大先輩であるという余裕があるため、ライバルとして見ていない。特に地位も名誉もある人ほどその傾向が強く、体を治す時は治す時、と割り切って考えている。つまり男として見ていないわけです。もちろん性格にも左右されますが、だいたい20年も年輩になるとそうなって来る。問題は10歳ぐらいまで上の人。以前、こんな人がいました。ある人の紹介で来院されたのですが、痛みそれ自体はたいしたことも無く、簡単な腰痛で、3回目ぐらいで治ったと感じました。私は気の通り方で、ほぼ確実に体の状態が判断できますので、もう大丈夫です、治りましたヨ、と申し上げた。本人も喜んで帰りました。ところがその次の日に電話がかかってきて、「痛い、昨日より痛い、よけいに痛い」と言う。何があったのかしらん、と私、その日のうちに来ていただいて診てみると、やっぱりなんでもない。ちゃんと気も通る。体は絶対治っているはずだ。それで私、ははあ、と思い、「じゃあ、今日もう1度治療しましょう」と言って終わった後に、「やっぱり貴方は悪い、まだまだ悪い。当分通わなくてはダメです」と言いました。そしたら、また次の日に電話がかかって来て、「先生、治りました。今日は全く快調です」なんて言っている。その言葉の裏には、ザマーミロ、お前の見立てと全然違うじゃないか。まだまだお前は若僧のヤブ医者だ、と言っているわけです。若僧は認めるけどヤブ医者ではない自負心がある。まあ、この件以来、私もいろいろ勉強するものがあって、人によって判断し、心理誘導法を臨機応変に使う事にしております。このあまのじゃくの人は極端な人ですが、やっぱり性格も少し変でしたネ。こういう人には、治療など何もせずにただ一言、絶対治りません、と言っておけば良いのかもしれません。それも憎たらしく思わせるくらいに言えばもっと効果的でしょう。もちろんこの人の場合も、これは潜在意識が思っている事であって、表面的には最後の治療で私に治してもらったと思っている。心の奥底は無意識であるから本人自身も自覚はしていないのです。

潜在意識にあまり治す気のない人は、やはりなかなか治りません。先の礼節だけでなく、度々遅刻をするとか、予約を忘れていたなんていうのも潜在意識に治る気が無いのです。本当に大事だと思っていたら忘れるものではない。予約をすっぽかしておいて、「人間ですから仕方がありませんよネ」なんて平気な顔をしていますが、本当に大事に思っている事はその近くになったら、フッと思い出すものなのです。試験の日や結婚式を忘れている人はいないのです。もちろんここまで大事に考えてほしいとはいいませんが、潜在意識を「必ず治したい」という心理に変えるためには本当は大事な事なのです。心のどこかで、まあ、治るものなら治ったらいいやくらいに考えている。私は度々遅刻する人や無断キャンセルのあった人を統計とってみたことがありました。やはりこういう方々は、治って行く経過が普通よりずっと悪い。最後にはちゃんと治しますが、普通の何倍もかかる。潜在意識があまり治す気が無いのだから当然といえましょう。何が何でも治したい、という気持ちが、その人の潜在意識を動かし、病気を治すのです…。もちろん、不可抗力に近い、やむを得ずの遅刻やキャンセルの場合もありますが…。こんなわけで、当院は遅刻にうるさいのです。病気を治す上で、レストラン感覚でギリギリに来るというのでは潜在意識上、困るからです。

話を元に戻しますが、そんなわけで立場や年齢により心理誘導はかなり変わってきます。無意識の問題であるから難しい。無意識（潜在意識）心理誘導というのは、その人に悟られてはダメなのです。その人も気づかない無意識のうちに放り込まなくてはならない。だから、こういうタネ明かしをしないほうが良いのですけれど、気功法は言葉を用いずに潜在意識を変えられるし、またいくらでも違う放り込み方があるので、潜在意識を理解していただくためにお話しているわけです。

潜在意識は、強制では動かないし、答えをあげてもダメなのです。ある時子供が室内で暴れて遊んでいる。これに見かねたお母さん、「○○ちゃん、今日はお天気なのヨ！外で遊んできなさい！」などと言っても平気で知らんぷりしている。これを心理誘導しようとすると……。例えば「今日はお天気がいいわねエ、〇〇くんは公園の近くだったわよねエ」と言う。するととたんにターッと外に飛び出して行く。つまりお天気が良いので公園に行けばきっと気持ち良いし、楽しいだろうと空想させたのです。しかも、もしかしたら公園には〇〇くんもいるかもしれないと連想が始まる。だからいくらでも誘導の仕方がある。これが〇〇くんと遊んで来なさい、とか公園に行くと楽しいワヨ、なんて答えを出したらいけない。ヒントだけを与える。答えを出したら、空想が出来ない。空想が出来なければ潜在意識が動かない。潜在意識が働かなければ体は動かない、従って何も変わらない。

だから潜在意識はうまく使えば非常にプラスになるが、悪いように使うとほとほと困り果てる結果を生んでしまうのです。例えば病院。病院は不用とは申しませんが、確かに必要な時もありますが、自然治癒力で健康にしようという立場の私にとっては、はなはだ迷惑になる事が多い。病院は、病気を治す所ではなく病名をつける所なのです。それが医師（病院）の仕事なのです。病名をもらって来ないと、なんだか病院に行った気がしない。だから病院に行くと必ず何らかの病名をつけてもらって来る。それで病人になったつもりになる。この病人の〝つもり〟がいけない。だいたい病人なんてのはいないのです。生きる力のある体は必ず治る。病気は体を整復修正するためのもので、体の一つの本能です。つまり病気になったイコール、体はすでに回復する過程にあるという事なのです。それを、俺は病人になったんだ、という心理的な空想、思い込みで本当に治らない人になってしまう。だいいち病人病人と言うが、それは医者が勝手に決めている事。ある意味ではそんなものはこの世に存在しない。人の体は健康か死か、どちらかです。病気と言うのも健康の一つなのです。回復過程なのですから。回復できる体は健康人、人生80年も生きて行くのですから時々修正が必要になるのは当たり前の事。修正機能が無いから機械は10年で壊れてしまう。

だから私は癌など、風邪の親玉ぐらいにしか思っていない。要するに診る所は体に生きる力があるのか無いのか、という事だけです。癌という病状を特定して診ても意味はない。生きる力のある体は癌だって何だって治る。死ぬ体は、どんな病気でも死に至る。死ぬべく体は仕様がない。人はいつか必ず死ぬのだから、どんなに頑張っても自然の摂理というものがある限り、不老不死にはならない。要は自然治癒力があるかないか、という事で自然治癒力をグングン引き上げるために気功法もあるわけです。これは大変な意味を持つ。はっきり言って自然治癒力が旺盛な体は癌など恐くも何ともない。それよりも、俺の癌はきっと治らないんだ、俺は癌で死ぬんだ、という空想のほうが恐い。空想が始まり潜在意識が働き出すと体は内部までその通りになる。だから私を信じない人の癌は治せない。悪い空想を持つとそのマイナスの気（エネルギー）が体内を巡りますから物理的にも働き出す。従って思い込みの病気ほどやっかいで恐いものはないわけです。だからよっぽどの事でない限り病院には行かないほうが良い。あそこは病人メーカーですから。大病院など待合室にいるのは、生気のないお年寄りばかりです。そのマイナスのドロドロの気は無意識に行く人に作用する。更に医者は肯定的な事は言わない。いつもお大事に、お大事にと言われ続け、そのうち潜在意識にしみ込んで行く。まったくどうしようもないと思います。はっきり申すと普通の人の行く所ではないのです。もう大変な高齢になって、やるべき事をすべて終わったら、ヒマつぶしに行くのは良いかもしれませんが…。
それに、お大事に、お大事にと言うけれど、体は使えば使うほど元気になるのです。但し、「気」がプラスであるという事が条件ですけれども。

つまり、自発的な欲求かどうか、という事が運動する上ではとても重要なのです。私のところに来られる方も、病院の医師やテレビの影響なのか、よく、運動しなければ運動しなければ…と言っています。運動こそ健康の秘訣と思っている。しかし運動が嫌いな人が運動しても、体のためにはならないのです。健康になるとは限らないのです。確かに、テニスが大好きな人がテニスをやれば、丈夫になって行きます。どんどん元気になっていきます。しかしテニスが嫌いな人が運動しなくては…と宿題的にテニスをやっても、くたびれるのです。筋肉も体も硬(こわ)ばってしまうのです。体の硬ばりはまさに病気の元です。つまり運動した事による結果は真逆になってしまうのです。これはテニスに限らずすべての事について同じ事が言えます。都会ではあり得ませんが、おつかいで2時間も歩く所に行かされればクタクタになります。足の筋肉も硬ばって時には〝つったり〟する事もある。全身がだるくて帰って来たらしばらく横になっていたい。しかし大好きなディズニーランドだったら一日中ぐるぐる歩き回っていても楽しい。逆に元気になって、日が暮れてもまだ遊んでいられる。また、仕事で重い荷物を運べばすぐに疲れてしまうが、好きなスキーだったり山登りだったら重いリュックを背負いながら山道を4時間も登って行ける。アルバイトでタコヤキを焼くのは1時間で疲れるが、学祭で恋人と一緒に焼くのだったら一日中楽しい。そして終わったあとも元気いっぱいです。つまり、自発的であるかどうか、という事です。運動量や労働量の問題ではないのです。そしてこれは、筋肉を使う（運動）に限ったものではありません。仕事で見たくもない経理のパソコンをやっていればすぐに目は疲れるが、自分が捜したいもののために画面を見ている時はあまり疲れない。でも、ちっとも捜したいものが見つからず嫌になってくるとすぐに疲れてくる。頭を使うのだって同じで、仕事で嫌な事を考えている時や、物事が渋滞して不安いっぱいで考えていれば頭が疲れてひどい時は自律神経失調症という病気になる。しかし商売がうまく行って次はどう儲けてやろう、なんてアイディアを考えている時は疲れるどころか逆に頭がさえてくる。何だって同じなのですね。要するに好きな事か嫌いな事か、自発的なものかやらされているものか、という違いで結果は真反対になるのです。医者はすぐにあれをするなこれをしろ、と言うけれども、そうではない。徹マン（徹夜マージャン）が好きで好きでしょうがない人は、徹マンをやっていれば元気になって行くのです。逆に走りたくもないのにジョギングをやれと言われて、やったところで体が硬ばって疲労が増してくる。だから用事を作って歩いて出かけて行く、というくらいがちょうどいいのです。ただし、ただ歩いてもダメです。好きな事のために歩いて行くのです。「歩く」という事は、とても体に良い事なのですけれども、これも目的がいるのです。でないと、おつかいのくたびれと同じになってしまう。もっとも、運動が好きな人は、少々病気の最中でもやって良い。テニスでもゴルフでも、どんどんやれば良いのです。そのうち、忘れているうちに治っています。重い病気の時は体の制限が入って、どうせほどほどにしか出来ないから頭で考える必要は無いのです。限度を越えたら体がそれ以上できなくしてしまう。痛みが出たり、疲労を感じるようになったりと、もうここまで、と体がちゃんと教えてくれます。繰り返しになりますが、だから、「健康になるコツ」は、どんどん好きな事、やりたい事、ワクワクするような事を遠慮なくやって行く、という事です。これが健康の最大のコツです。そうすれば心も前向きになり、自然とプラス思考になって行くのです。

このように、病院の言う事や常識にあまりとらわれなくて良いのです。コルセットなども、本当に重症の時は別として、普段はしないほうが良いのです。いつまでもコルセットをしていると、「自分の病気（ケガ）は重いんだ」という潜在意識での確認になってしまうからです。つまり病気を重く長引かせるための自己催眠になってしまうのです。だからいつまでも養生をしているのは良くない。養生は時に大切なものであるけれども、養生のし過ぎ、は良くない。ケガをして完全に傷口が治るまでじっとしている野生動物はいない。人間がびっくりするような状態で少しずつ歩き出す。動きたいという体の欲求が起こった時には、体は使った方が早く治る事を本能で知っているからです。体はいつも治ろうとしているのです。天の青き事を知っていれば、土砂降りの日があっても慌てる事はない。放っておけばそんな日は三日と続かない。体はいつも天と同じなのです。

潜在意識が変わらないと意味がない！

潜在意識に話を戻しましょう。

自発的なものかどうか、好きな事か嫌いな事か、という人の心、意識が身体に大きな影響を与える事はご理解いただけたと思いますが、実は自発的な想い、というのも潜在意識の支配下にあるのです。潜在意識がネガティブでマイナス思考だと、自発的な欲求、というのも出てこない。友達を誘って楽しくどこかへ遊びに行こう、とは考えなくなってしまうのです。だからどうしても、この潜在意識の問題は大きく、何としてもポジティブのプラス思考に変えなくてはならない必要があります。意志とか顕在（表面）意識の8割か9割は潜在意識に繰られていると心理学の世界では言われますが、という事は、心の奥底にある潜在意識こそが、その人そのもの、と言っても過言ではありません。健康や性格、そしてそれに伴なう行動パターンもすべてが潜在意識が決定するとなると、これこそが、その人の人生そのものと言えるでしょう。だから潜在意識が変わらないと意味がないのです。ある意味で、意志や願い、などというものは役に立たないのです。昔から人生成功ハウツウ本などは沢山でていますね。高額のセミナーなども沢山あります。しかし殆どは役に立たないですね。本書の読者も、失敗した、何の役にも立たなかった、という方は多い事でしょう。あれをしろ、これをしろ、と確かにノウハウとしては立派だけれども、その通りうまく自分を変えられた人は少ない。人は誰しもポジティブで前向きにはなりたい。でも、なかなか思うようには行きませんね。理由は簡単です。心の奥底、潜在意識が変わっていないからです。潜在意識がそのままだから、ガンバロウ、前向きに考えよう、と思っても、すぐに挫折してしまうのです。意思というのは潜在意識に操られているからです。従って病気や健康のことも、元気になろう、丈夫になりたい、と思っても、ネガティブな潜在意識が変わらない以上、やるだけ無駄なのです。必ず挫折する。いま一度申します。潜在意識が変わらないと、意味がないのです。

思うような自分になる方法

では、どうすれば良いか。

答えは言葉に出して断定口調で言う事です。つまり自己催眠にかける。潜在意識を変えるテクニックはこの他にもいろいろとあります。有名どころでは、中村天風先生もお好きなクンバハカ。ヨーガを源流とした呼吸（気功）法です。それからイメージトレーニング。そして行動実践法などがあります。しかしこれらは、どれももともと力のある人が出来る方法です。はじめから力を持っている人だからこそ続けられる方法で、病弱な人や、潜在意識が思いっきりネガティブな人には2~3日で挫折してしまうでしょう。だから上級者向き、という事になります。本書はプロローグのお約束通り、誰でも出来て、かつ、必ず素晴しい効果を上げられる方法をご紹介せねばならないので、言霊(ことだま)による潜在意識改善法をお勧めします。催眠術というのは実はとても奥が深くて知る人ぞ知る、かなり効能の高いものですが、これもすべて言葉によって用いられます。言葉というのは皆さんが考えているより大変なエネルギーがあるのです。要するに、思ってもダメ、念じてもダメ、言葉に出して言う、という事です。では具体的なやり方をご紹介しましょう。

まず、自分のなりたい自分、例えば、元気で明るい自分になりたいなら、「私は元気で明るく前向きな人間だ」と断定的な表現で紙に書く。人に優しい人間になりたかったら、「私は元気で明るく思いやりの大きい人間だ」と書く。そして毎月の朔日(ついたち)に声を出してハッキリ言う。まだ信じてなくてもかまわない。そんな自分になれることを信じられなくても全く良い。月に1回、紙に書いて声を出してハッキリと言う。そしたらどこか仏壇とか神棚の中や、本棚の上の目につかないところにしまって忘れてしまう。この、忘れてしまう、というのがミソです。いつも覚えているようでは役に立たない。顕在意識が忘れてしまうと、潜在意識が働き出すのです。そういう法則があるのです。潜在意識とはそういうものなのです。だから、以上の事だけ月1回やって、あとは考えない。忘れてしまっていて良いのです。いや、忘れてしまうべきなのです。すると1年後くらいには何故か不思議と言った通りの人間に成っているでしょう。少なくとも、成り始めているはずです。ここで注意する事は、忘れようと思わなくて良い、という事です。忘れようとすると、なかなか却って忘れられない。意志は空想（潜在意識）の2乗に反比例するとは有名な心理学者のボードミンの法則ですが、意志として思えば思うほど、大きくなって逆の想いが潜在意識として認識される。つまり忘れようとすればするほど忘れられなくなるのです。だから覚えているなら覚えているでかまいません。忘れようと努力しなければ、そのうち勝手に忘れてしまいます。つまり、取り合わないのです。それに、月1回のことだから、どうせそのうち忘れてしまうから放っておけば良いのです。あまり神経質にならない事。こんな簡単な事で本当に変わるのかな…と半信半疑で心配でしょうけれども、論より証拠、案ずるより生むが易し、です。たいていの場合、顕在意識と潜在意識は真逆に働きますから願えば願うほど、努力すれば努力するほど、報われないのです。だから自己改革法は、努力の要らないシンプルなものに決まっている。それでおわかりになりましたね。いろいろな自己啓発の本を沢山読んで来たのに、なんで何も役に立たなかったのか…。そう、貴方は努力し過ぎていたのですよ。

健康への活用

そしてこれは性格改善に限ったものではありません。この方法はもちろん、病気治しや健康法としても役立ちます。例えば、胃の不調が日常的、という方には、「私の胃は丈夫だ、胃よ、しっかり頼むぞ」と、紙に書いて毎月の朔日(ついたち)に声を出して言っておけば良い。特に正月の書き初めや七夕は効果的です。しばらく後には見違えるほど丈夫になっています。まあ、病気の場合、気の衰えや脊椎の歪みなども関係しますから100%とは言えませんが、かなり改善する事は、間違いありません。胃や腸の場合、思い込み(心)で壊している場合も大変多いので、必ず大きな効果があるでしょう。また、不整脈や動悸など心臓の場合も、多くは心理的な問題ですので、期待できます。それから、調子は悪いのだけれど今日は大事な会食があってフルコース…などの時は、食べる前に、「胃よ、お前は丈夫だ。今日は食べねばならないから、しっかり頼むぞ」と言っておけば、1日か2日の事なら紙に書かずとも、かなり効果があります。とにかく、潜在意識を利用すれば、好きなように自分が変われるのですから、良い方向に大いに活用しましょう。

第3章

目からウロコの各種病気論

3章をお読みになる上での大事な注意点

この章は、自然医学の観点からみた、様々な病気に対するとらえ方、考え方をご紹介したものです。例えば下痢の場合なら、病院では腸の病気とするから下痢止めを出されるわけですが、自然医学の場合、それは体にとって必要な、毒素の排泄という見方をします。1章でも少しお話はいたしましたが、下痢や発熱だけの事ではもちろんなく、現在ある、多くの病気に対して同様の事が言えるのです。つまり、自然医学ではかなり病院とは違う見方をしているのです。それをこの章では一つ一つ見て行きます。そこで、一つ注意点といいますか、お願いがあるのです。それは、ご自身の興味のある病気のページだけをお読みになるのではなく、本章は飛ばさずご興味のない病気のページも読んで行ってほしいのです。何故ならご説明するにも順序があるからです。飛ばしてご自身の関係ある病気の所から読んでも一応意味はわかりますが、深い意味がわからなくなってしまいます。筆者としては、先に腰痛をご説明しておいたから、胃病のところでここまで深く話せる、というものがあるのです。従って、ご面倒でも、この3章に入る前に前章（2章）を読んで、潜在意識のこと、心と病の関係をよくご理解いただいてから本章に入り、かつ、ページは飛ばさずに順を追って読みすすめていただきますようお願いする次第です。

現代西洋医学と自然東洋医学

現代医学は申すまでもなく、我々人類に多大な恩恵を与えて来ました。とりわけ、けがをした時などの救急処置や救命手段です。これらは本当に素晴らしいものがあります。また他にも勿論たくさんの技術があり、人類に多くの利益をもたらして来ました。しかし――。反面で対象療法になり過ぎて、却って体の本来の自然治癒力をおとしめる結果を招いているのも事実です。

……少し前に大ベストセラーになった脳内革命の著者春山氏は、西洋医学の医師で医学博士です。彼が本の中で「…現代医学の八割が無駄である」と述懐しておられますが、その数字はさておき、春山氏でなくても同じ事を語る医師（西洋の）は多い。

私はずいぶん年上ですがある友人……大きな総合病院の事務局長を務めていた人と親密なつき合いがありますが、私の「何故、退めたのか」という質問に対し、彼は、病院がやっている、あまりの非人道的行為にいやけがさしたとの事でした。あまりのソロバン勘定というか、患者は単なる金づるであって、患者の病気やその命などどうでもよい、という体質であったとの事でした。

例えば、偉い人の紹介でも無い限り、何が無くとも最初の検査は疑いあり、再検査せよとか、検査は関係ないものでもなるべく多く行う、などマニュアルめいたものが存在したり。検査は病院で一番もうかります。検査ならまだお金だけで実害は少ないが、薬はなるべく高利を得られるものを処方する、などとんでもない暗黙の決まりなどがあると言う。

もちろんこれは一部の病院だけなのかもしれません。病院及び医師もピンキリでこれとは対象的に良心的かつ技術も高く、人間性豊かな先生方も沢山おられる事は当然の事ですが。

私は、当院の患者が病院で大病の疑いあり、などと言われた場合必ず3つ以上の違う病院に行く事を勧めておりますが、全部バラバラな見解や診断である事が多い。ある病院で至急切らなければ（手術）大変だと言われたかと思えば、違うある病院では当分様子を見て良いでしょう…などの例は沢山あり、病名すら違っている事もしばしばです。実に病院というのは個人的な独断と見解が決定事項としてまかり通るところなのです。そのぶん当然の事ですが患者はふり回される事になります。

——さて話を変えて、現代医学の欠点をここで考えて行きたいと思います。先の悪徳総合病院などの問題は、ごく端的なもので全体像から見れば現代医学の欠点と呼べるものではありません。かなりの部分でソロバン勘定を持ち込んでいたとしても、余りある貢献を現代医学は人類にもたらして来たのです。では根本的な欠点とは何か。

——現代医学は、人体をバラバラに考える所にまず最大の欠陥があると言えます。膝が痛いなら膝だけをとことん細分して病根を見つけて行こうとする。腎臓なら腎臓を、腰痛なら腰を、頭痛なら頭部を、とことん細かくミクロの目で見て行こうとするものです。

しかし恥ずかしいと思っている人の顔が赤くなり、その赤くなった顔を、それは皮膚の病気だ、だから瀉血(しゃけつ)して治そうと言っても仕方のない事で、人間の体は、心を含めて、全体をとらまえないと解決しない事が大変に多いのです。いや殆どと言っても良い。例えば腎臓病。これは私が大変得意とするものです。病院でもう透析しかないと言われた人も治したし、長年の腎臓障害くらいなら沢山の人がわりあい簡単に治っている。全部が全部ではないが、案外容易なのです。これは体の捻れをとれば治るからです。

体が捻れると何故か腎臓が悪くなるのです。極端に機能低下が起こる。しかし体の捻れを正せば、理由はわからないが、皆、ちゃんと良くなる。だから腎臓病と聞けば私は腎臓そのものをたいしてどうこうしない、ただ体の捻れを治しておくだけ、あとは自然に良くなって行く。水のとり過ぎも塩のとりすぎも関係ない。人間の体は、余分にとりすぎたものは自然に捨てるように出来ていますから何の問題もない。ただ体が捻れると、これが自然に捨てられなくなってしまうのです。腎臓機能の低下によって――。

このようなことは何も腎臓に限ったことではありません。体の相互作用というか、影響の〝し合い〟は、あらゆる臓器及び関節や筋肉など、人体各部で言えることなのです。

従って、病気になっている各特定部位だけを細かく診ていっても解決にはほど遠い。投薬という起爆剤によって一時的には回復するように見えても、それは単なる先送りで、先送りだけなら良いのですが、高利の利子がついて将来還って来てしまうのです。

だから体というものは全体で診る必要がある。もちろんそれは心の問題も含めてです。心の問題は本当に重要なので、前章をよくご確認ください。

風邪

第1章でご説明しましたが、とても大事なので今一度、簡単にまとめておきましょう。

まずこれは完全に従来の認識を改たにしていただく必要があります。我々整体師は風邪を病気としてはみておりません。風邪というのはすなわち、体の強制的な休息の要求なのです。体の使い方がズボラな、不摂生の多い、体をいたわる事の少ない持ち主に対して、体が休む要求をしているのです。だからそれをかなえてあげれば、風邪をひく前よりずっと体が丈夫になります。時に長年の慢性病が治ったりする事もあります。少なくとも直近のここ数ヶ月、1年程度ため込んだ疲労が一気に抜けます。つまり風邪は体の自然の整体法なのです。だから風邪は、治そうとするものではなく、うまく経過させるべきものなのです。風邪はうまく引いて、そしてうまく利用する、成功すればひく前とひいた後とガラリと体の状態が変わる。ずっとパワーが出て来て、元気で抵抗力のある体にする事が出来ます。だから利用するのです、チャンスと言えるのです、これを薬などで中断させてしまうと、何の意味も無くなってしまうどころか、かえって体を鈍くして、疲労を蓄積させてしまいます。大事な事なので何度も申しますが、風邪は体の本能であり、休息の要求であり、自然の回復法であり、活力を増進する法なのです。当院でも、何度言っても風邪をひいては薬を飲んだり病院にかけ込む人がいますが、そういう人はきっと前述した、病気になっていたい人なのでしょうネ。医学界では、風邪と癌を完全に治す事が出来る方法を発見したら、間違いなくノーベル賞なのだそうですけれど、考えるだけ無駄な事です。だって風邪は病気じゃないのですから…。そういう意味で、風邪を引いたら生きている証拠と思えばいい。人間は疲労という現象がある限り、風邪はなくならない。風邪と縁が切れる時は死んだ時ですネ。

ただし、ピュアで活力のある体は、4日も5日も風邪をひく事はありません。それは体が鈍いからで、私などは飲み過ぎると風邪をひく事があるのですが、くしゃみを100回くらいすると抜けてしまいます。だいたいひいてから2時間くらいで終了してしまいます。ちなみにくしゃみは風邪をひいたから起こるのではなく、ひいた風邪を本格的に長びかせないように予防するための、つまり早く回復させるための体の自然現象です。

そのようなわけで、風邪はあくまでも体の内部での自然の変化で、ウイルスや細菌とは殆ど関係がありません。ただし、インフルエンザはウイルスです。どうしてもこれと混同してしまうのですネ、同じ症状が出ますから。ただ、インフルエンザにしても細菌にしても、空気中そこらじゅうに飛んでいて、うつる性質のものなら、学校中閉鎖という事になるし、内科の医者などいつも風邪ひきという事になります。でも現実にはそんな事はないのですから、インフルエンザにしても強い感染症とは言い難い。これは冬の極度の乾燥が原因で抵抗力が弱った体（人）にウイルスが繁殖すると考えるべきでしょう。本章最後の夏の注意点、冬の注意点をご参照ください。

ギックリ腰・腰痛

ギックリ腰などで当院に来られた方には、私は以前は何も言わず痛みを治す施術をしておりましたが、最近はちゃんと次のように本音を申し上げる事にしています。「ギックリ腰というのは、体のつかい方がズボラな人に対して、体が持ち主に強制的な休息の要求をしているのです。だから本来治さない方が貴方のためなのですが、こうしてお金を払って遠路ご来院しているのだから、治す事は治しますが、必ずしばらくは体を気遣ってあげて、痛む間はよく休息をとり、不摂生を改めていただきますように」と。これも風邪と同様、病気としてみていないのです、打撲性などの特殊な腰痛でない限りは。腰痛はもちろん、腰椎骨の変位で起こります。だから初めての方には姿勢が悪いからとか、骨がはずれたからだとか説明します。そう思って当院に来ているので、それを否定すると腕が疑われます。まずはその人の頭の中で納得し得る範囲で説明した方が早く信頼が得られるからです。しかし本音はそうではない。ギックリ腰を含めて、腰痛は何らかの内臓の異常や、体の内部の偏り疲労がある、それが結果的に腰椎骨の歪みを生じさせているのです。つまり痛みの直接的原因になっているのは、確かに骨の歪みですが、その更に奥の原因があるのです。だから骨の歪みだけ治しても根本的解決には全くならず、せいぜい一時的に痛みを引かす事が出来るだけです。腰痛の原因は沢山ありますが、まず多いのは胃を慢性的に疲労させている人、次に腎臓負担、肝臓の障害、打撲によるヘルニア性のもの、足首の異常、婦人科（卵巣、子宮）の障害、汗を急速に冷やしたために起こる胸椎10番変位などなどです。一つ一つ体に合わせてご指導申し上げておりますが、基本的にはその方の摂生、養生が必要です。例えば、胃が慢性的に疲れてくると、腰痛が出て来ます、すると少し絶食をする必要があります。詳しくはこの後の胃のもたれ、不調のところでご説明しますが、普段食べ過ぎて胃に負担をかけているので休ませる必要があるのです。これを養生せずに治せというのは無理があります。こういう人はお腹がすいてないのに食べています。お腹がすかないという事は胃が休息の要求をしているのです。その要求をかなえてあげず、無視をしていて体の不調が治るはずがない。我々だってそうでしょう、徹夜続きで眠くて眠くてしようがなく疲労しているのに、元気でおれっ！と言われても無理があります。体の要求と生理作用、それは自然の摂理。自然の摂理に逆らって何人たりとも治す事は出来ないのです。では、我々専門家は何をしているのか、これはつまり5倍や10倍早く治るようにしているのです。言い方を変えれば努力が5分の1や10分の1ですむようにしているのです。10日養生しなければならないのを1日や2日に、1ヶ月かかるはずの人を3日や5日に、1年かかる人を1ヶ月や2ヶ月にといった具合です。また「養生の仕方」を教え導くのも我々の仕事です。

体は過保護にするとかえって弱くなります。病気がちになりますので、養生のし過ぎも良くありませんから、普段はあまり気にしなくて良いのですが、病気になった時は、そのようなわけでどうかご指導申し上げます通り、「実行」をしていただきますようお願いいたします次第です。

ときおり、お金を払っているのだからと、体を人にあずけておく感覚の方がおられます。自分の体を壊れた冷蔵庫やテレビのつもりでいるのでしょう。メーカーにあずけておいて治って帰ってくるものと思っている。これだけ機械が身近にあふれた社会になりましたので、錯覚するのも無理はありませんが、体は部品の交換が無いのです。そのかわり自然修復能力を持っている、これが機械との決定的な違いです。貴方の体は基本的には貴方が治す、これをお忘れないようお願い申し上げる次第です。

胃のもたれ・胃の不調、喉のつまり・逆流性食道炎

胃の不調——これは最近特に多いですネ。また腰痛の項でご説明したように、胃の慢性疲労によっ

て起こる病気は現在大変多い。現代人の、体がだるい、重い、元気が出ないなど、多くは胃の問題です。非常に重要なポイントなので詳しく見ていきましょう。

まずは食べ過ぎ。まず私に食べ過ぎですネ、と言われて、素直に納得する人は少ない。そんな事いわれても、そんなに食べていないのですヨ、なんて顔しています。しかしこれは人と比べても何の意味もありません。要はこの体にとっては、食べ過ぎになっている、という事なのです。それは例えばお豆腐ちょこっとであっても、体にとってはビフテキ3枚食べたくらいの負担をかける事があるのです。我々でもそうでしょう、ゆっくり休んで元気いっぱいであれば、1日8時間の労働はそんなにきつい事ではありません。しかし徹夜続きで、眠くて眠くてしようがないバテバテの疲労状態で、あと1時間頑張ってくれと言われても、たまらなくこの1時間は長く疲れるものです。このような胃袋の状態の人は、まずお腹がすいていないのに食べています。時間になったからとか、美味しいものだから、などなどです。お腹がすかないという事は、体の要求として、胃がまだ準備出来ていない、休みたい、という事なのですから、それを無視しては、3日や4日ならいざ知らず、慢性的にやっていては胃は怒ります。というより広がって変形していくのです。食べたくないのに食べるというのは、要はゴミ箱と同じで生ゴミと同様ですから、吐く息もくさったような口臭がする。口臭というものは口の中の問題ではなくて、殆ど胃の状態の問題です。

ここで間違えていけないのは、お腹がグーとなったら準備が出来た、お腹がすいたという事ではないという事です。胃は使っていない時、すなわち休んでいる時は通常縮んでいるのですが、時おり運動をします。この運動伸縮のときグーと鳴ります。これはお腹がすいた事とは関係がないのです。また、慢性的に食べ過ぎている人は、胃が伸び縮みせず、広がりっぱなしになります。これはもう胃がヘタっている証拠なのですが、広がりっぱなしになっているのでお腹はすいた感覚が出て来てしまいます。これも本物ではなく、言うならば胃の暴走です。言い方を換えれば、鈍くなっているために起こる感覚異常という事です。人間の体は大変粗食に耐えられるように出来ています。栄養をとらないと病気になるという考えは、戦前、戦時中なら今度いつ食べられるかわからないから理解もできますが、現代では全く間違っていると言わざるを得ません。

江戸時代の人の庶民の多くは1日2食だったと聞きます。殿様でさえ、普段は小魚1ぴきと、お吸物とつけもの、そしてお膳1杯だったと言いますから、現代の日本人は誰もが殿様の3倍は毎日せっせと食べているという事になります。殿様の3倍という事は、庶民の5倍という事でしょうか。それでいて当時の人は朝から晩まで田畑に励んだのですから、現代人はどれほど栄養過剰かがわかります。昔は、補うと治る病気は沢山ありました。漢方薬なども補って、つまり食べる事によって治すという考えに基本的に立っています。それは生活がまずしかったからです。しかし現代は捨てれば治る病気が沢山あります。絶食した方が治る病気が沢山あるのです。私もよく断食をしますが、時には3週間やったりします。これをやると心が浄化されるのです。すると心のエネルギー（波動）が細かく密になって気功力がずっと上がるのです。だから時おりスポーツドリンクだけで、5日～2週間平気で仕事をしながら断食します。水だけでも良いのですが、エネルギーを出さなければならない仕事ですから、スポーツドリンクで糖分だけ補給をする。少し痩せましたかと聞く人も10日目くらいから出て来ますが、その程度です。10日食わなければ体を壊すなんてウソ八百です。

さて、話をもとにもどします。しばらく断食すると、慢性的に疲れていた胃袋が回復して来てまた元気に食べられるようになります。最近、喉がつまる、また胃酸が逆流して来て、食べ物が喉を通らない逆流性食道炎になる人が多くいますが、こんなものは、しばらく断食していればみんな治るのです。病院では、食道がつまるから食道の病気とされてしまいますが、実は胃が入口を閉めているのです。これは胃の強制的な休息の要求です。つまりしばらく休むから物を胃に入れるなという胃袋の強制的な処置で、ゲート封鎖です。であればしばらくそれに従ってあげれば良いのです。1食でも、2食でも、3食でも、2日でも、3日でも、1週でも、2週でも胃の疲労が回復するまで食べなければよろしいのです。しばらくは体や頭がフラフラすると思いますが、これは栄養不足ではなく、自律神経的異常です。胸椎の11番が狂っている人はフラフラします。それならそれで寝ていれば良い。

犬を飼った事がある人は知っていると思いますが、犬は時々絶食療養をします。1週間から10日くらい全く何も食べない、水も少ししか飲まない、ただひたすら寝ているだけ。死んでいるのではないかと思えるほどピクリとも動かない。そして1週間くらいして回復すると、ムクッと起きたかと思うとまたガツガツ食べ始めます。自然の整体法を自動的にやっているのですネ。人間と犬は姿や形は違うけれども、消化器の働きは全く同じです。構造もほとんど同じだし、生理作用は完全に同じです。犬は犬歯といわれるぐらいですから、ひきちぎる歯しか持っていない。だから肉でも何でも噛まずに飲み込むだけです。そのまま飲み込むのですから、人間よりも胃袋の負担が大きい。だから胃を休めるためにこうした自然の整体法を1年とか2年に1回定期的に行っている。胃が元気であればこそ、食べ物は美味しい。これを獣医に無理矢理連れて行くのは、犬にとっては迷惑な話だと思います。

そう言えば人間も最近あまり噛まない人が多い、殆ど犬と同じで飲み込んでいる人がいます。だからよけいに断食は効果がある。しかし、なんでもかんでもよくかむ事を勧めている人がいますがこれも間違い。いつもいつもよくかんで食べていると、胃はよくこなれた消化によいものしか処理出来なくなってしまいます。胃を弱くしてしまうのです。消化能力を落としてしまうのです。だから時々早食いするのも体の使い方としては正しいのです。ですが、これもいつもいつもでは胃の負担が激しく、しょっちゅう断食する必要が出て来ます。

しかし、あまり頭で考える必要はないのです。あまりお腹がすかない時は、よくかんでゆっくり食べる。本当にお腹がすいて何でもうまそうに見える時は体の要求に従えば自然に早食い、ドカ食いになる、これでいい。そして最後に、全くお腹がすかない時はお腹がすくまでしばらく抜くか、温かいスープだけにしておく、これで胃の病気など通常は簡単に治ってしまうものなのです。

口内炎・口臭

口臭の多くは胃の疲労によって起こります。歯ぐきや舌による口内そのものに原因がある場合はむしろ少ないのです。

次に口内炎ですが、口内粘膜は胃の粘膜と非常に密接な関連があります。胃の内壁と粘膜の状態が口内に現れるのです。だから実体は胃、影が口内。したがって胃が治れば口内炎は実に簡単に、そして自然に治ります。やはり前述の胃の項をお読みください。

高血圧と脳梗塞・脳いっ血

血圧が高いと言われると、誰もが脳がプツンといったら恐いと想像します。しかしこれも常識のウソで、ここでも人間の体というのはうまく出来ていて、安全装置が働いて中枢（脳など）を守るように出来ているのです。高血圧というのは、言わずと知れた、過度に心臓がバクバクやる、つまり血流を押し出す力が強まる事によって起こるものですが、病院へ行くとすぐに降圧剤をくれます。しかしこれは本当に恐ろしい事なのです。では何故高血圧は起こるのか。人体の各細胞は血液が運ぶ栄養と酸素がわずかな時間でもストップすると、たちまち壊死（えし）を起こしてしまいます。そして、脳細胞に栄養と酸素を送っている血管の殆どは、毛細血管です。脳は白く見えますが、実は目に見えないほど細い血管が縦横無尽に走っており、その総延長の長さは地球を何周分とも言われるほどです。脳はまさに毛細血管の宝庫と言えるのです。

この血管が脳細胞の命綱なのですが、その毛細血管の太さをご存知でしょうか。少し太めのホースを想像してみてください、これが毛細血管とすると、赤血球の大きさはパチンコ玉ほどもあるのです。血液を構成する細胞は大きく分けて、赤血球、白血球、血しょう、血しょう板の4つですが、大きさは左図の通り。毛細血管の中では誠に混雑、ひしめき合いながら、この4つが流れているのです。

さて、このひしめき合って流れる混雑状態で、中性脂肪や悪玉コレステロールなどが血管壁にヘドロのようにへばりついたり、わずかでも血液に粘り気が出たらどうなるでしょう。たちまち流れが悪くなり、簡単に通行止めになってしまいます。結果どうなるか？　脳細胞に赤血球が運ぶ栄養や酸素が届かなくなります。つまり脳細胞の壊死につながるのです。これが広い範囲で起こる事を脳梗塞と呼びます。ここで人体の不思議、体が自然とこれをキャッチして安全装置が働く。人体の最高中枢である脳を守るために、粘り気の出来てしまった血液を押し出すために圧力を強化するのです。これが高血圧というもの。つまり高血圧とは病気ではなく、体の本能による安全現象という事になります。これを降圧剤などの薬で人工的に強引に圧力を下げるとどうなるか、言うまでもなく脳梗塞直行便ですネ。まあ降圧剤という薬は高価な薬でもうかるんですヨ、病院は。だから身内にはなかなか出さないが、赤の他人にはただ一回の測定でよく出してくれます。では高血圧と脳血管がプッンといく脳いっ血との関連はというと、これは殆ど関係ないのです。脳いっ血は太い血管が切れる(破れる)もの。毛細血管の何千倍、何万倍もの太さのある血管がプッンといくのは原因が全く違う。つまりこれは血管壁の硬化が原因で、同じように中性脂肪や悪玉コレステロールの血管壁付着などが原因にもなりますが、後でご説明する打撲などが重要な因子となります。圧力の問題とはあまり関係がない。圧力で血管が切れるのなら、微細で血管壁も薄くてペラペラな細い血管などそこらじゅうで切れまくっている。水道管やホースだって同じですね。水圧で破れるのではなくて、管やホースそ

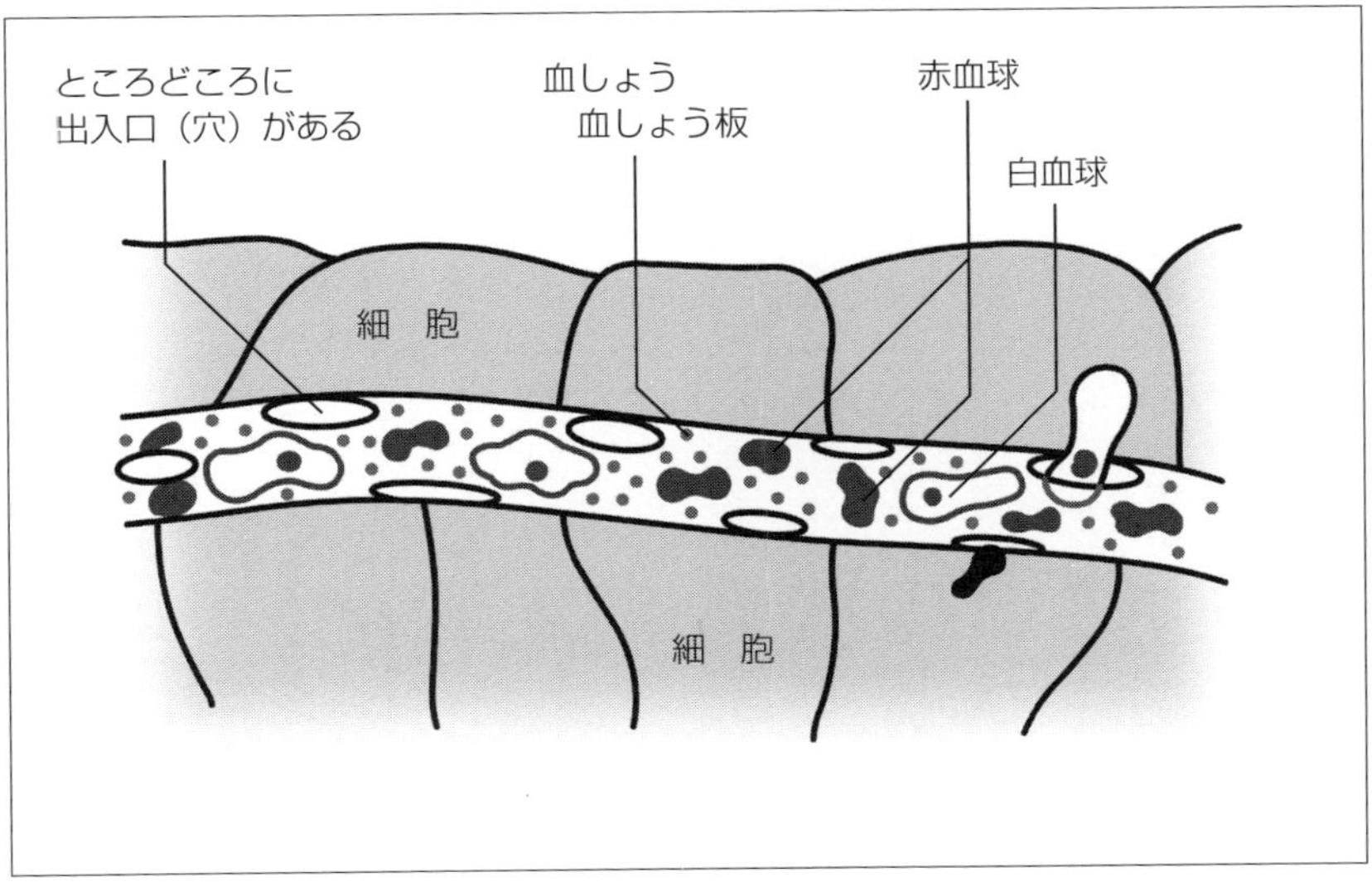

のものの老朽化で水もれしたり破れたりするのです。だから、脳いっ血を心配して降圧剤を使うという事は百害あって一利なしと言えます。それ以上かもしれませんが、これ以上薬を悪く言うと薬事法に触れるといけませんからやめときますが……。

さて、高血圧と脳梗塞の対処法ですが、やはり血液をサラサラにして流れを良くしておく必要があります。中性脂肪や悪玉コレステロールにはサポニン、ＤＨＡ（ドコサヘキサエン酸）、ＥＰＡ（イコサペンタエン酸）、ビタミンＣ、Ｅなどで中和され、相殺されます。現在はどんな食事をしていても悪いものが口から入って来てしまうので、いたずらに油物をひかえるというよりも、むしろ何でも好きに食べて良いので、それを相殺する食品を摂っておくと良いでしょう。

サポニンは、豆腐や豆乳が一番良い、日本食の底力です。ＤＨＡやＥＰＡは魚の脂身、とくにサケの脂身は良い。ビタミンＣやＥは普通の食事をしていれば必要量は自然と摂取出来ます。また、オリーブオイルは特に有効です。サポニンに通じるものがある。私の家では天プラからいため物から何から何まで油といえば米油とオリーブオイルです。油なのに油とは全く反対の、大変に良い作用がある。お勧めです。尚、油物が好きな方はサラダ油は避けたほうが良いでしょう。トランス脂肪酸の常用は危険です。また、ここでは理由は割愛しますが、玉ねぎ、ニンジン、海藻類も血管の再生に大いに役立ちます。

もう一つの脳いっ血の予防法は、これは頭部打撲処置が一番重要です。打撲の項をお読みください。

膝痛

これは打撲や傷(けが)などの直接的な要因が無い限り99％腰が悪いために起こります。過去に膝を直接ぶつけているなどの場合は別ですが、膝というのは腰の影響をそのまま受けてしまうのです。だから親分が腰、子分が膝。親分が病気なら子分は元気のはずがない。私のところでは膝が痛むと来院されれば、殆ど膝など見向きもしない、ただ腰をひたすら治すだけ、それで皆さんほぼ100％治って行かれます。腰が悪ければ悪いほど膝が治るのもガンコになりますが、要するに膝痛というのは実体が無いのです。影のようなもの、腰が病気の実体。腰の悪さの表面的症状現象が膝痛というもの。膝に水がたまる、なんてのも腰を治さなければ一生治らない。腰を治せば自然と水はたまらなくなる。10年も前から病院で定期的に水を抜いてもらっているなんて言っていた人が、ただの1回の治療で治ってしまった人もいます。もちろん、皆が皆このように治るわけではありませんが、腰さえ元気になれば膝など放っておけばよいのです。ただし女性に多いのですが、生殖器のトラブルから来るものもあるので、これは例外とします。

肩こり・頭痛

頭痛と肩こりは様々な原因がありますが、最近では眼の疲労から来るものがとても多い。パソコンの影響でしょう。眼の疲労からくる肩こりは、首のつけ根に現れます。ここに硬結といって、グリグリが出来る。だからここをマッサージしても一時的で、すぐにまた出来る。眼の疲労が解消されると、この硬結は無くなります。仕事がある日は寝る前に、まぶたの上から蒸しタオルで「熱いけれども気持ちが良い」という温度で6分間くらい温めると良い。

「休む」という事も刺激の一つなので、休日は行わなくて良いです。眼の疲労から由来する頭痛もこれで解消されます。注意点としては、風呂の前後1時間くらいは避けてください。もちろん湯舟の中でついでにやってしまうという手抜きもダメです。尚、眼は冷やすとその場は気持ちがよいですが、これは鈍くなるからで、かえって疲労をためることになります。

目からくるもの以外では、肩こりには様々な原因がありますが、男性で多いのはストレス性の神経緊張。ワッと驚かされるとドキッとして肩をすぼめますね、もちろんこれは極端な状態ですが、その軽い状態が持続的に無意識に続いているのです。第5章の「頭をクリアーにする、ストレスを飛ばす法」をおやりになると良い。また、女性では生殖器の故障と連動する事が多いのです。検査に出るほど壊れているわけではないが、生殖器（卵巣・子宮）が、壊れかけ始めている、という状態では、むしろお腹に自覚症状は出ず、脚の冷えや肩こりになるのです。第6頚椎（首の6番）と生殖器は繋がりが深いので、実は当たり前の事なのです。本章の「生理痛・子宮内膜症・婦人科疾病」の項をよくご参照ください。

この他に肩こりの原因は、胃や肝臓のくたびれ、心臓の故障などがありますが、普通はそれほど大きな肩こりになるというものではありません。尚、頭痛は特殊で難しいケースもありますが、殆どは肩こりに類似するものですから、素人がすぐに出来る方法としては、第5章の半身浴と、先の眼の温法をお勧めします。殆どの方はすぐに改善する事でしょう。

アレルギー・ぜんそく

アレルギーの正体は……というと、現代医学では多くは不明。しかし体を「全体」の相互作用とみるホリスティック医学の立場からすると、これは簡単な理由です。

まず第一は、腸内微生物のバランス。腸内には免疫に関わる多くの有益な微生物が存在しますが、現代新薬や化学物質と呼ばれる薬剤がこれらを殺してしまうからです。当然ながら免疫系に乱れが生じ、攻撃性の強い免疫細胞が暴走する可能性が高くなります。

もう一つは体の「発熱」という手段を封じてしまうからです。細菌やウイルスが外から体内に侵入することは日常のことです。普段はこれを、白血球やリンパ球の免疫細胞が対処します。しかし、何らかの事情により外敵が多くなった場合は、攻撃性の強い免疫細胞を限度を超えて動員することは体にとっては危険です。そこで体は発熱による「熱殺し」を発動することにより、一括消毒をしようとします。細胞もウイルスも熱には大変弱いのです（発熱の項を参照）。しかしそれを、現代医療は発熱は悪いものとの価値観により、「解熱剤」を投与します。結果的に体は、最終手段を奪われた形になります。しかし増大した外敵には対処しなければ生命維持に関わるので、やむを得ず、両刃の剣にもなり得る攻撃性の強い免疫細胞を増殖し急場をしのごうとします。結果的に、これが正常細胞を傷つけることになり、このくり返しがアレルギー症状、というより「アレルギー体質」というものをつくりあげるのです。だからアレルギー持ちという人は例外なく、発熱しない。せいぜい微熱しか出せない。そして大抵、薬の常用者です。

従ってこれは、わずかな遺伝的なものを除き、私は「人工病」だと思っております。薬の乱用と、「体の自然作用（発熱）」に対する無理解からおこる、人工病です。アレルギーとは「免疫暴走」と、どこかで聞いたことがあるでしょう。これを体のせいにするのではなく、何故、暴走することになったかを、考えるべきなのです。

さて、もう一つの要因は「心理的」なものです。これも実は別の側面で多いアレルギーです。

先日ＢＢＣの医療ドキュメント番組で、ちょうどアレルギーの特集をやっていました。沢山のアレルギー性疾患の子供たちが出て来ていましたが、そこで気づくのが共通したトラウマ（精神傷根）を持っているという事、つまり心理的に特定の何かに対する恐怖心がそこにある。アレルギーは、卵、牛乳、肉、魚、豆等々、実に様々なものがあるそうですが、必ず過去にそれを食べて、はげしいおう吐や発熱をしてあわてた事があると言う。それをきっかけに同じ食べ物を口にすると同じ症状が出ると言うのです。しかし人間の体はタンパク質は必ず必要ですし、解毒能力も備わっているので、卵や肉が食べられないはずがない。先天異常としてＤＮＡ（遺伝子）のせいにし、片付けてしまおうとする専門家もいるようですが、それは手抜きです。要するにこれは精神的過敏反応なのです。思い出してください、本書の始めで、親が子供の病気を心配して、その事によって子供の足腰が立たなくなり、ピストル型ライターで病気を忘れてしまって治ってしまった話を。

幼少のころの子供の体というのは大人と違い、大変ピュアな胃袋を持っています。卵でも肉でも魚でも食品添加物の多いものや、少し古くなっているものはすぐに吐いてしまう。古くなった食物や、薬品に対して体が防衛をするのです。けれども、これは全然異常ではなく、むしろあまりにピュアなので、体の反応が大変早い正常な働きと言えます。大人の鈍い体では気づかない食物の古さでも敏感に反応する。だから吐く。また古さの程度や体調によっては発熱も生じる、激しく吐く場合もある。さて、ここで問題が生じているようです。この時その子の親が、ああ吐いちゃった、ゴメンネ、少し古かったネ。と言っておけばそれで済んでしまうものを、ビックリ仰天しながら、アーッ、吐いたーっ！　大変だ、どうしよう、とバタバタ掛け出して病院に連れて行く。このころの子供の脳は潜在意識が多分に優先する状態です。この子の頭の中で、どれほどこれがトラウマ（精神的傷）になるか。またそれ以来、吐いた食べ物に対して親の方が過剰に気をつかう。子供は知らず知らずに無意識で親の意識を読み取って脳にプログラムして行きます。これはもう悲劇です、肉や魚が食べられなくなってしまうのですから。一度潜在意識脳に入ったものは、なかなかそれを変える事は出来ない。無意識というのは良くも悪くも本当に大変な力を持っているのです。体の反応や体質を変えるくらいヘッチャラでやってのけます。最初にドイツ軍の自己暗示で死んでしまった捕虜の話でもしましたように、この無意識というモンスターには、ほとほと手を焼く。これがアレルギーというものの正体なのです。

同様にぜんそくという病気も多くは心の傷です。ごく少数に打撲性のもの、肺や気管支そのものの異常によるものがありますが、それも後年、飲みつづけた薬の副作用によるものと考えられ、もともとの発生は、子供のころの親の〝にらみ〟である事が多い。それは親だって人間ですから、きげんが悪い時もあるし、子供にやつあたりする事もある。その中で気の強いお母さんは、その鋭い目で子供に〝にらみ〟をきかす。そこで気の弱い子供だったりすると、ぜんそくを起こす。病気になっていたら〝にらみ〟はずっと少なくてすむからです。もちろん、これも無意識によって起こる。もう一つの原因は何か風邪でも引いた時、何らかのきっかけで、例えば、「この子は肺が弱いのかもしれませんなぁ」などと医者に言われて「ああそうなんだ」とお母さんが納得してしまったりすると、いつもその子の咳や肺を気遣う事が、暗示的にぜんそくを慢性的な病気にしてしまう。そしてその後の薬の多用、これが生涯の持病と化す。しかし、やっぱりお母さんの〝にらみ〟のほうが割合的に多い。私は沢山の小児ぜんそくの子供を診て来ましたが、きつい目をしたお母さんが多いんですよ、そしてやっぱり子供の気が弱い。この場合小児ぜんそくは子供を診ても何の意味もない、お母さんを治さなければならない。それで今までして来た話をお母さんにするのですが、痛いところをつかれるのが嫌なのか、半分は来院しなくなりますね。これを子供の運命にしてしまうのは、かわいそうですが、それ以上どうしようもありません。あとの半分の方は続けて来院されますが、簡単には行かない事が多い。人の性格というものは簡単には変えられませんから。私と長くつき合って、お母さんが私に求心性心理が持てるようになった時、そのお母さんの潜在意識の誘導が可能となりますが、その時初めて小児ぜんそくという病気の治療が終わるのです。

（皮膚アレルギーは心理問題だけでなく別の要素もあります。肌あれ・アトピーの項をご参照ください）

アトピー性皮膚炎・皮膚病・肌荒れ

最近はアトピー性皮膚炎の人がとても多いですね。私のところに来られる方の中にも本当にひどい状態の人がいて、見ていて気の毒になります。まずは赤ちゃんや子供の場合からお話しましょう。

胎児というのは言うまでもなく母親から栄養をもらって約10ヶ月、お母さんのお腹で成長するわけですが、同時にお母さんの体内の毒素も摂り込む事になります。栄養だけなら理想的なのですが、残念ながら毒素も入って来てしまうのです。それで、そのままでは具合が悪いので、誕生時に胎便といって、毒素の固まりである真黒の便を出す。これがいわゆるカニババです。これは初乳を飲ませるか、まる1日なにも食べさせないで水だけ飲ませていると24時間以内にカニババが出ます。しかし初乳を搾って捨ててしまうと出なくなってしまうのです。あの、見ため汚い少し黄色がかった初乳には、そのような役割があったのです。だから昔の産婆さんは必ず初乳を飲ませるように指導していたし、カニババの事も心得ていた。それが現在ではこれらの事を知っている助産婦さんも少なくなって、初乳を捨ててしまうから、赤ちゃんの体にそのまま毒素が停滞してしまう。この体内毒がアトピーの元となるのです。

アトピーとはギリシャ語ですが、日本語に直訳すると、原因不明とか、奇妙な、という意味になります。つまり、よくわからん、と言っているわけですが、医師としては「わかりません」とは言えないので、横文字にしているのですね。それがそのまま病名になった。

言うまでもなく、体内の毒素を分解・解毒するのは肝臓ですが、肝臓の処理が限界を越えると、皮膚の排泄作用を利用するのです。体内毒素が多くなって一定量を越えると、肝臓も処理に大変だから分解せずにそのまま外に捨てようとする。一方では下痢となって捨てる場合もあるけれども、吸収してしまったものは下痢としては出せない。そこで、腎臓にも負担をかけずに体の外に出そうとすると、皮膚からの排毒が一番合理的という事になります。皮膚には感覚作用や呼吸機能などもありますが、実は排泄作用というのも大きな働きの一つとしてあるのです。しかし体液は何の負担も無く自然と出て行くのですが、毒素の場合はそれなりの負担を皮膚にかける事になります。古い油や食べものを口にした時、時おりジンマシンが出ますね。これと同じ原理です。このような場合の湿疹は一時的なものですが、出すべき時（誕生時）に出さなかった胎便の毒素は多量であるから、その後数年間、処理が必要になるのです。また、ストレスによって発生する毒素（ノルアドレナリン）も、強烈であるから、これも皮膚の排泄作用を利用する割合が多い。これは大人も子供も同じです。つまりアトピーも含めて、皮膚病とは「体内毒素病」という事なのです。もちろん、心理的な問題も大きいけれども、原理としては毒素の排泄のために皮膚に負担をかけた形という事に違いはない。従ってこの場合、気功法や整体法で肝臓を強化したり、体の排泄力を高めれば急速に治っていきます。あるいは、4～5

年かかるけれども、放っておいてもそのうち治ります。時間をかけて、お母さんのお腹の中にいた10ヶ月分の毒素を少しずつ出して行くのです。失敗（胎便出しを）があっても、体にはそういう調整作用というのがある。「次の手」というものがあるのです。

ただし病院へ行って薬を塗ってしまうと、なかなか治らなくなる。特にステロイド系のものは強烈で、ドロ沼にはまって20歳になってもまだ治らず益々ひどくなっている、という人はザラにいます。ステロイドというのは、皮膚の代謝作用を止めてしまうのです。皮膚の新陳代謝を急速に止めてしまうから、一時的に引っ込むのです。毒を出す、という皮膚の正常な生体としての営みを止めてしまえば、表面的には引っ込むのが当たり前です。しかしこれは、治ったという事とは違うのです。ごまかし、なのです。それも、ヤミ金のような高利の借金によるごまかし、先送りなのです。私は今までに本当に沢山、大勢のアトピーの方を診ていてそう思う。それぞれに体験談をもっていらっしゃるわけですが、それらを聞いて本当にひどい薬（毒）をだしているんだなぁ…と感じます。いや、ある薬剤師さんが、ステロイドは深皮膚の組織を破壊してしまうと言っておりましたから、ヤミ金以上かもしれない。あとですさまじい返済が待っている。どんなに借金が多くなっても返済ができればまだいいが、自己破産という事もあり得る。この場合、一生治らないという事に他ならない。私のところに来られる人でも、中には本当にひどい方がおられます。30歳や40歳になって、もうアトピーというよりゾウの皮膚のように硬くなって色は茶色でゴワゴワの状態です。聞いてみると例外なく、10年以上ステロイドをやっていました…、という方です。本当に涙が出るほど気の毒です。これはもう、事実上、薬害なのではないかと思う。人工病ですよ、これはっ！（ただしこれは、臨床における著者の体験談であり、ステロイドをする、しないはご自身でご判断ください）

次に乾癬。これは肝臓の弱りと大腸の〝よごれ〟と、免疫低下による真菌感染です。肝臓の強化と腸の掃除が必要です。天然塩をすり込むのと、洗腸を週に2回くらい行うとよろしいです。有胞子の乳酸菌を摂る事もお勧めです（第一三共製薬などから出ています）。そして是非、重曹を塗りましょう。著効があります。

最後に肌荒れです。これは化学物質の問題が大きい。化学物質の刺激作用が皮膚に負担をかけるのです。生理痛・婦人科疾病の項をお読みください。もう一つは、腰の問題。骨盤の左右差が歪んだり、動きが硬張ると、皮膚、特に顔の肌があれてガサガサになって来ます。何故だかわかりませんが、本当の事です。腰を少し調節しなくてはなりません。

糖尿病

腰痛の項や、胃のもたれ不調の項を読んでいただいてから、以下お読み下さい。現代人は本当に栄養（カロリー）過剰なのです。故に発生する病気は大変多いのです。その一つが糖尿病です。糖尿病というくらいですから、尿に糖が混じるわけですが、確かに通常、人間の体は糖を捨てるようには出来ていません。普通は尿に糖が落ちる事は無いのです。しかし、胃の項でご説明したように、人間の体は長い歴史で粗食に耐えるように作られて来たというＤＮＡがあり、それは現在に於いても同じです。なのに何を根拠に成人男性２５００キロカロリー、女性２０００キロカロリーが１日の最低摂取量とＷＨＯが決めたのか知りませんが、血肉を作り、成長せねばならない成長エネルギーと、生活エネルギーが両方必要な子供ならわかりますが、体を維持すれば良いだけの大人が、このようなカロリーを摂る必要はどこにあるのでしょうか。江戸時代の庶民のカロリーは推定５００～８００キロカロリー／１日です。太っている人はあまりいなかったでしょうが、皆ガリガリであったという事も無い。しかも農作業は朝から晩までしていたのです。江戸時代の人と現代の人の体はいささか身長が伸びたとはいえ、基本的には変わっていません。もちろんＤＮＡも同じ。要するにエネルギーが過剰なのです。とり過ぎて余ったエネルギーはどうするか。使うか捨てるか他ない。使わないのなら捨てるだけ、それを体が自動的にやっているだけなのです。あたり前の事ですが、必要なエネルギー以上のエネルギーは無駄だから体が捨てるのです。それだけの事、これが糖尿病という病気です。いや、糖尿病というのは病気ではない、体の生理現象と言うべきです。

でも、病院ではそのうち目がつぶれるとか驚かされたと言う人がいるでしょう。ハッキリ言ってこれは、あれこれ飲まされる薬の副作用だと思う。現代新薬と呼ばれる人工的に作られたあの白い薬はすべて、すべてです、副作用なるものが宿命的について来ます。どんな薬にも必ず副作用があるのです。つまり強い薬の副作用として、後におかしな病気を人工的に作りあげていると私は考えます。当院に来られる人で沢山の方が糖尿病の薬を自発的に止められました。すぐにみんな体が軽くなって楽になったと喜ばれます。相当強い薬が現在では出されているようですネ。その後、5年、10年して完全に治った人もいるし、10年そのまま糖が出続けている人もいます。そういう人は酒好きが多い。酒は糖分が多いですから。それはそれで良いではありませんか。10数年経っても元気でピンピンしているのですから。酒はゆっくり少しずつ飲めば百薬の長とも言うし、人生の楽しみとして飲んでいる人は、止めるつもりは私はありません。酒で発生する、あるいは肉食が多くて発生する過剰なエネルギーは捨て続けながら元気でいれば良いのです。

そしてインシュリン投与は感心しない。外からインシュリンを入れると自分の力でインシュリンを作らなくなります。体がなまけるのです。過剰な糖はある程度インシュリン（自己の）で処理をし、処理能力以上のものは捨てるという事です。医事法がうるさいので、これ以上病院のやり方にケチをつける事は出来ませんが、自然医学の整体法として我々の考えは、体の働きが少し鈍くなった状態というのはありますが、糖尿は病気ではなく体の自然な生理現象なので、放っておくべし、です。

腎臓病・むくみ

　腎臓は体の捻れに大きな関連があります。体が捻れると、腎臓の働きは極端に悪くなるのです。この理由は病理学的にはわからないのですが、整体法の見方からすると、姿勢的捻れによる負担が、腰椎3番に影響するのですから当り前なのです。腰椎3番は末梢神経の腎臓中枢ですから体の捻れを正すと腎臓病はみんな治る。急速に回復してきます。面白いくらい簡単に治る場合があります。体の捻れは腰椎3番、胸椎の10番を治せば良いのですからわけもありません。ただし、サビサビに硬化している人はそれなりに回数、時間がかかりますが、病院でもう透析をしましょうと言われた人も、当院では何人も治しています。むくみ程度なら5～6回もあれば治る場合が殆どです。ただしすでに透析をして数年、などのようになると、治療回数は限りなく無限になります。一度透析を始めてしまうと、ほとんど腎臓は仮死状態みたいなものになるのでなかなか回復しない。だから治療期間は人によってで、全く読めなくなります。透析寸前というところまでだと私は助かります。

　ところで腎臓病は水と塩分がいけないと言われますが、これはウソです。というより正確な言い方ではない。確かに体が捻れて腎臓の働きが極端に鈍くなると、水を飲めばむくむし、塩分も負担になります。しかし、元気な腎臓の場合は、とり過ぎたものはさっさと捨ててしまうだけ、余分なものは捨ててしまうのです。正常な体は自動的に勝手にそれをやります。あたり前の話です。水を飲みすぎても、塩を摂りすぎても、尿で出てしまうだけなのです。何の問題もない、これっぽっちも心配ない。水や塩で腎臓を壊すのではない。要するに、体が捻れて正常でなくなった腎臓には、自動調節機能がうまく働かないので、水と塩のとりすぎが負担になるという事なのです。ただしこれは自然塩の場合の話で、合成塩は避けるべきです。

生理痛・子宮内膜症・婦人科疾患

生理痛、子宮内膜症など、婦人科疾患になる人は現在とても多いですね。今や20~40代の女性の6割以上、3人集まればそのうち2人は生理痛があるといわれます。また、内膜症も爆発的に増えております。生理の際の痛みで立ち上がる事も難儀をする人が沢山いらっしゃいます。私は今までに、軽症の人も含めるとおよそ4000人くらいの生理痛、内膜症などの婦人病の方を診てきましたが、最大の悩みの種という人もいるくらい、かなり深刻になっているようです。

婦人科疾患というのは困った事に、ここ(お腹)の痛みだけでは済まないのです。むしろごく初期の段階ではお腹の痛みなどよりも、まず腰痛や倦怠感、脚の冷えなどに現れます。それから数年すると検査でもわかる状態に発展し表面化してきます。と同時に、生理時の痛みとしては、かなり早い段階から現れます。つまり、腰痛を始めとする不定愁訴症候群という原因不明の病気は、女性の場合多くが婦人科病の前駆症、という事なのです。生理痛と言えば今や10代の若い人でもそこらじゅうにいて、自分だけでなく、友だちのAさんもBさんもみな生理痛だという事で当たり前になってしまっており、むしろこれは病気ではなくお産の時のような自然現象、女性の宿命ととらえる方もおられますが、とんでもない誤解です。これ（生理痛）は、将来の大病に危機感を持つ体の明らかな警告なのです。お産は例外としても、体が自然で行う事に痛みがあるはずが無いのです。例えば大便する時や小便する時に、ズキンとなるような痛みがあったとして、笑っていられますか？　これを当たり前の自然現象と考える人がいますか？　生理だって本当は同じなのです。ただ、自分の周りにあまりにも多く同じような人がいるので、何故か安心してしまっているだけなのです。赤信号でも、大勢でゾロゾロ渡っていれば、青のような錯覚になるのと同じですね。しかし、いかに多くの人と渡っていても赤は赤、80㎞の猛スピードで走って来たダンプカーが突っ込んで来る場合だってあるわけです。要するに、皆もそうだから私も正常なのではなくて、皆も異常、生理痛もちの全員が病気、という事なのです。もっとも痛みがあるという事は、体の警報器が正常に働いているという事であって、それだけ体が改善のために頑張ろうとしている事ではありますが、注意してやらなくてはならない、原因は究明してとり除いてやらねばならない、という事は事実です。

では、以下に、実話をもとにお話していきましょう。

今まで多くの生理痛、卵巣や子宮のトラブルを施術して来た中で、そのうち何人かに一人は、本当にひどい、重症な方がいらっしゃいます。その一人ですが、私のところに来る4年ほど前、その方は卵巣膿腫（のうしゅ）になって手術をして膿（うみ）をとってもらった事があるのですが、その時それ（とった膿（うみ））を見せてもらったのだそうです。それは、どす黒いドロッとした液体でしたが、ツンとするようなシャンプーの臭い。そして何と、その気持ち悪い液体の中に髪の毛が数本…。あまりの不思議さに、「なぜ髪の毛が…?」と手術担当の医師に聞くと、「珍しい事ではありません」との返事。「ただ、髪の毛が出て来るのは全員ではありませんが、シャンプーの臭いがするのは毎度の事です。」え、えっ?……。「どうして髪の毛が?…」と聞くと、「それは私にもわかりません。シャンプーはまだ説明がつかなくもありませんが、髪の毛は何故なのかわかりません。体の中のどこをどのように通って頭の髪が卵巣の中に入るのかは生理学的にも解剖学的にも説明はつかないのです」……。びっくりですね。本当に不思議です。しかもこれが卵巣の手術を得意とする外科医によると、普通の事だそうなのです。私自身はこのドクターに直接話を聞いたわけではありませんが、この時の患者としての当事者が、私に直接体験談として話してくれた事です。しかし実は、私はこれと全く同じ体験を一人の人だけではなく、今までに幾人の人から聞いています。それぞれ、私と信頼関係が出来て、「私がそうでした…」と、幾人もの人から直接話を聞いております。故に先の話は誇張はないでしょう。完全な事実だと思います。

また、子宮筋腫の手術をして、摘出した筋腫がシャンプーの臭い、それから生まれてきた子供にシャンプーの臭い…など、私はその当事者の沢山の女性から話を聞いております。先天性アトピーは、その兆候（潜在素質）も含めると、新生児の3人に1人とも2人に1人とも言われますが、うなずける話です。生殖器と外表皮は、人間に限らず、どのホ乳類も関係が深いのです。現在、爆発的に増えている子宮内膜症などは、これは私はシャンプーによる人工病だと思っております。生理痛に関しては、股関節の異常を正せばみんな治るので、これ（シャンプー）だけが原因ではないと思いますが、内膜症なんかは95％の原因がシャンプーでしょう。しかし生理痛とて、これ（シャンプー）が全く関係ないわけでは決してなく、股関節の異常状態では、その上乗せ要因としての悪因は大きく、私の臨床上の経験では、股関節が6割、シャンプーが4割というのが生理痛や排卵痛の原因だろうと考えております。

シャンプーなら私は大丈夫、ドクターコスメだから…。美容室で勧められた完全無添加の安全なものにしている…成分表示をよく見て確認して選んでいる…という方もおられる事でしょう。しかし、これらが危険なのです。大きな誤解なのです。この先、特に後半は、かなりショッキングな内容になると思います。事実なのに誰も知らない話です。

生理痛と化学物質

生殖器の故障というのは、ごく初期の段階では、まず脚（膝から下）の〝冷え〟として現れるのです。その後、次第に腰痛へと発展して行きます。それからシャンプーや洗剤の毒性はかなり強烈なので、経皮吸収され（皮膚から体内に入ること）、年が経つほどに体内毒素として蓄積されますので、アトピーや皮膚病の原因となり、体内の毒素を解毒するのは肝臓であるから、肝臓にも大きな負担をかける事になります。これが20年30年と積み重なれば肝硬変や肝臓癌になりやすい体質になる事は容易に想像がつきます。化学物質が、癌（体質）の基となる事は、科学的にも立証されているのです。

また、何年か前に歌手の宇多田さんが卵巣膿腫（のうしゅ）（チョコレート膿腫）で入院して手術した、と新聞に載っていましたね。チョコレート脳腫というのは、卵巣の中に膿（うみ）がたまるのですが、それがドロッとした液体で、チョコのような色をしているからチョコレート膿腫というのです。このチョコレート色の膿が、シャンプー臭いのです。先にご紹介した卵巣の中に髪の毛が入っていた女性と同系の病気です。現在はもう、一般人も芸能人も関係なく、この猛威は着実に広がっているのです。これはもう、本当は社会現象にするべきなのです。製品ボイコット運動をすべきだと思うのです。これらの会社の技術者は自分や家族は自分の会社のシャンプーや化粧品は使わないという、ウソか真か知れないウワサ（情報）を聞いた事がありますが、この体験談を聞いた時、私は本当だろう、と思いました。少なくとも研究者や開発者は使っていないと思う。どんな化学製剤を入れて造っているか自分自身で知っているわけですから。

今回の話は女性を中心に進めていますが、男性とて同じ事です。子宮や卵巣が無いから安全というわけではありません。頭皮と生殖器は繋がりが深いため、精子が薄い、ひどい人になると無精子症という人が急速に増えております。また、これは脳外科の医師の話ですが、最近、脳の手術をすると、表面に黒いススのような膜が張っているのだそうです。しかも、老若関係なく年々増えているという事です。これがアルツハイマー、認知症、若年ボケの原因ではないかと…。認知症、脳軟化症の原因は降圧剤などもあり、これだけではないと私は思いますが、一つの大きな原因にはなっているのかもしれない。ただ、この外科医が興味深い事を言っておりました。この脳表面の黒いススと、顔のシミとは深い相関関係がある。脳に黒ススが多い人ほど、顔のシミも多い、との事でした。細胞発生学上、脳と顔の皮膚は同系統のものです。外胚葉から分化する同一のものですから、外界からの影響は深い関連があるのではないか…との事でした。恐ろしい話です。

以上の話を知る前から、私は経験と直感的に、シャンプーや洗剤が危ない、と感じ、十年以上前から皆さんに自然の成分で出来たものを使うように勧めて来ました。悪いものは入っていないと言いながら、平気で入っているインチキメーカーがあまりに多い中で、私は調べに調べ、製造を手がける博士や研究者とも直接会って食事をしたり話を聞いたりして、苦労して間違いなく安全なものを捜しました。シャンプーや化粧品が危険だ、体に悪いといっても、無しではいられないですからね。ダメだ、体に悪いという以上、代替品を捜してあげる必要がある、と思ったからです。まあ、スッピンでいられる人はスッピンでいれば良いし、シャンプーだって昔の人、江戸時代の庶民なんかは使っていたとは思えないので、無ければ無いで何とかなるような気もする。しかし、私自身はそれでは困るので、当初は自分のために調べた、捜した、というのが本音ですが…。

こういう話をすると、昔から、時おり今使っているシャンプーを持ってきて、これはどうですか？見てください、という人がいます。しかし本当は見てもわかる場合は少ないのです。正直に成分表示してあればわかりますが、キャリーオーバーという製法をとった場合、劇薬や石油製剤が入っていても商品には書かれていないのです。入っていても表示されていないのです。そんなバカな、と思うかもしれませんが、本当にそういう制度があるのです。消費者をバカにしたような法律が。体に有害な化学薬品が入っているのに書いてない場合がある、それを法律で認めている、とあっては、これはもうメーカーの姿勢を直に見るより他ない。あとは自分で分析機を買って調べるしかない。あんな数億円もするものを個人で買えますか。しかし、いくらかく・れ・み・のであるキャリーオーバー製法を使っても、すべてを隠せるわけでは無いので、1つや2つくらいはボロが出る。成分表示を見ると、1つくらいは石油系のものが入っている。なのにこれらのメーカーは、自然、天然と、ハデに広告している。

これが先に申した、メーカーの姿勢を見ればわかる、という意味です。

外資系のある有名な化粧品会社があります。自然・天然を前面に出し、近年急激に愛用者を獲得している会社です。噂は聞いていたので、私も調べる気になりました。熱狂的なファンが多いこの会社、私にも少し期待があった。ところがとんでもないデタラメ会社でした。シャンプーの洗う成分に使う硫酸塩。これが悪の中の悪で、もっとも人体に害があります。先の卵巣髪の毛事件の最も有力な容疑者ですが、このメーカー、『これが悪い、これが悪い、殆どのメーカーに入っている、だからウチはラウリル硫酸塩は使っていません』と喧伝。しかし表示成分を見てみると、替わりに、アルキル硫酸塩と書いてあった。こういうのを人をバカにしていると言う。素人だましもいいところです。確かに名前は少し違うが、殆ど同一のものなのです。硫酸に結合する基（分子構造）が、ラウリル基がアルキル基になっただけ。硫酸塩が使われている事に変わりありません。よくもまあ、こんなものを消費者に説明し、また信じる人もいたものだ、と思います。

ここまでを、私にこれを見ろと持って来た人に話すと、「だけど講演会で、医学博士が大勢出て来て良いものだと言っていた…」ですと。「あっそう。で、薬学博士は何人いたの?」と聞くと、「いや、全員が医学博士でした」…。医学博士は薬理も、分子構造も何も知らないのですよ。医学部六年間で、わずか一時間とてこの講義はないのです。さては金もらってノコノコ出て来たな。ラウリルとアルキルだけの違い…、これで体に良いものとは薬学博士なら恥ずかしくて口がさけても言えないでしょう。

薬学の専門家としてメンツにかかわるほど単純な問題であろうと思う。私もバカバカしくなって、「もう好きにしたら」と、その人に言うと、しばらくして全部やめました。

医薬部外品、という分類のシャンプーや化粧品があります。最近流行のドクターコスメにも多く使われているものです。消費者からすると、これはもっと悪質です。医薬部外品というのは、別に医薬品ではありません。法律上、医薬品ではなく化粧品でもない、その中間の分類という位置づけですが、旧指定成分でなければ、石油製剤や化学物質が入っていても、表示しなくて良い、という事になっております。何故にこんなバカな法律があるかわかりませんが、事実、本当の事です。メーカーはこれを逆手にとって、石油化学物質を入れて製(つく)っても表示しなくて良いわけですから、大助かりな法律なのですね。規定の栄養剤を一定割合さえ入れれば、認可がとれるのです。それに素人が見ると、「医薬部外品」と書いてあると、何か医薬品のようで良さそうな気がする。しかし、実際には石油化学物質テンコ盛りなのです、例外なく。しかも、どの化粧品メーカーも知らぬふり…。同じ穴のむじななのです、この業界は。人のところをあれこれ言うと、自分とこの悪事もバレるから、おいそれとは言えない。役所（厚労省）の意味も疑ってしまいます。ドクターコスメのすべてがこれ（医薬部外品）というわけではありませんが、確認はしてみた方が良いですね。先にも申した通り、お医者さんは薬剤師と違い、薬や成分の勉強は全くしていないのですから（医薬部外品でなければ、この項の終わりに掲載した「注意したい石油製剤」をご確認ください。ただし、キャリーオーバーという製法は、もっと巧妙な隠れ技であり、これとは違います）。

まぁ、ドクターコスメなど、なにか良さそう…というイメージ以上のものは何も無く、その実質成分は化学物質ばかりで酷いものです。たいそう立派なカラーパンフレットはあるけれど、その本体（本質）の成分はドラッグストアーの３００円化粧品と変わらないと思う。

それから、金配合とか、プラチナ配合というのも増えているようですが、体に良いという科学的な根拠はどこにも無いのです。しかも、ものすごく微量です。そして値段が高い。時計じゃあるまいし…

完全なイメージ戦略です。更には無添加、無指定成分、無香料、の3点セット。先日、日本経済新聞にも載りましたが、これもデタラメ。この3点セットをうたう根拠は法的なものは全く無いのです。『独自（自社）規定で』うたって良いのです。私が調べたところ、99％の会社は、旧指定成分（有害）が入っていない、という程度。つまりメーカーにとっては、旧指定成分のみ＝添加物、としているわけですね、ちゃんと石油化学物質がいっぱい入っております。旧指定成分（有害）は、石油で製られる化学物質数万種の中のほんの一部で、１４０種類しかありません。ですが、年々増えております。病気や肌あれなど、トラブルが顕著になってから指定されるためですね。何年もかかるわけです。しかし数万種の中から、毎年少しずつ石油化学物質が、１つ、２つと指定成分（有害）の中に加えられるのです。それなのに、旧指定成分だけ排除したに過ぎないものを、無添加だ、無指定成分だと、自然派、良心派を口をそろえてうたっている。もうこういうデタラメな会社ばかりだから、ネットで見ていると腹が立つのを通り越して、気分が悪くなります。

自然派、無添加でうたっている日本のある大手メーカーなどは、悪いものを一切使っていない完全無欠の「良品」のようにカタログに書いてありますが、この会社の多くの製品で含有量上位のＢＧは、まぎれもない化学物質です。しかも旧指定成分であるＰＧと分子構造式は殆ど変わらないのです。ただ、保湿剤や安定剤として使うＢＧは、確かに、防腐剤ではない、殺菌剤でもない、（石油系）界面活性剤でもない、香料でもない、鉱物の「油」でもない。従ってカタログやパンフレットにウソは無い。『無・石油化学物質』とは言ってないのだから、完全な合法です。しかし消費者として、私なら、あんまりだ、と言いたい。

ＢＧはネットで見ると、体に無害だと書き込みがあります。石油で製られる化学物質が無害？　何を根拠に言っているのか。前記が事実なのです。ただ、国が指定成分に定めるまでは、無害と言っても一応違法ではない。多分、ＢＧを製品に使用している会社の関係者が書き込んだものでしょう。

将来、このＢＧも指定成分になったら、きっとこの会社は５０００種類ある石油化学物質の中から替わりになるものを選んでくるのだろうけれども、そして今と変わらず無添加、無指定成分、無香料、無鉱物油と言うのだろうけれども、あんまりだ、です（これはあくまで私個人の予想です。そうなるとは断言していません）。

また、テレビや新聞広告で、自然だ天然だとハデに広告しているＡ社などは、石油製剤が入っているのに入っていないとウソをつき、表示義務違反で何年か前に監督庁から業務停止命令をくらいましたが、こういう事を平気で出来る会社が、わずか数年で本当に改心したのだろうか。その背景にはこの場合、罰則が軽過ぎる、というのがありますが、テレビのＣＭに出るような会社が表示成分でウソをつくようでは、本当に何を信じたら良いのか…。人間というのは大部分の人は、感性まで変える事は簡単に出来るものではありません。本当にちゃんとしたものを造り始めたのだろうか、と私には思えてしまう。天然の素材を使って化粧品を造る事など誰でも出来る事なのです。私や貴方でも、レモンとアロエを搾って、それにドクダミエキスでも買って来て入れれば、天然１００％の化粧品の出来上がり。しかし天然植物というのは、人体に有益な栄養成分を豊富に含んでいる反面、刺激物も殆どのものに多量に含有しており、そのまま使ったのではかぶれや皮膚細胞を傷めてしまう原因になります。アロエなどは天然生薬の代名詞ですが、傷をした時に一時的につけるのは有益ですが、刺激物が多過ぎて、毎日塗っていたら肌を傷めてしまいます。これはアロエに限らずどんな植物でも同様です。（ここに、悪い成分は抽出して捨てなくてはならない―という技術が必要）従って、生薬（天然植物）を化粧品に利用するというのは、高い技術とノウハウが必要なのです。安易に天然物を利用するのは、とても危険な事なのです（ここまで薬学専門家談）。

人というのは、殆どの場合、イメージによって良し悪しを決めてしまいます。それは単なる勝手な思い込みに過ぎないのだけれども、自分の中でのイメージで良し悪しを、好きか嫌いかを決めてしまうものなのです。多くのメーカーはそれがわかっていて、ＣＭなどさも良さそうにイメージ作り、戦略として利用しております。皆さんもビックリする事でしょうけれど、ええっ？　あの高級ブランドの会社が？　と言いたくなるほど大変なデタラメがまかり通っているのが現在の化粧品業界なのです。

一つ良い例をあげてみましょう。ＣＭで盛んに広告しているモイスチャーミルク。白い牛乳のような液体が王冠のようにはじけるＣＭを見せられて誰もが想像するのが、健康の代名詞であるミルク。でも、そのシャンプーやリンス、洗顔クリームの中にミルクは全く入っていない。わずか一滴すら含まれていないのです。成分の殆どは石油を使って製り出したミルクのような液体であり、体に良いという根拠はどこにも無いのです。要するに、石油化学製剤をいろいろ混ぜ合わせてドロドロにし、白く仕上げただけなのです。しかし命名には法的規制はこの場合無いので、トローリとした白い液体だからこれをモイスチャーミルクと名付ける事にしよう、というものなのです。が、その本体の大部分は石油製剤であったり、化学物質の液体なのです。それが商品の成分として４分の１も入っていると自慢しているのだから、きっとこの会社は消費者をバカにしているのでしょう。

「そうは言っても、つけた感じがとても良いのですが…」とよく言われますが、そういう所だけお金をかけて研究しているのですよっ。中身はてんでデタラメなくせに、石油ばかり使ってムチャクチャ作っているくせに、売れる決め手となるところは大変なお金をかけて研究、開発しているのです。まあ、相手は科学的な事にウトい女性だから、だまされるのも無理はない。しかしそれで健康を害しているとあっては、本当に腹が立ちます。もうホントに次から次へとインチキが化粧品業界にはあるのだけれども、もう書くのがバカバカしくなりました。この辺でやめておきます。ただ、一つだけ申し添えておきますと、経皮吸収（皮膚からの吸収）というのは皆さんが想像しているより、はるかに体に悪いのです。口から入ったものは肝臓でかなりの割合で解毒されますが、皮膚からの吸収というのは直接そのまま静脈血に入り込む。つまりそのまま体の中に入って行くのです。そしてその量もスピードも想像よりはるかに多くて早い。しかもそれは口の中の粘膜を含め、体中の皮膚のどこからでも入って行く。とくに頭皮と額の皮膚は、吸収が早い事が科学的にわかっております。ここに、少量であれば良い、というわけにはいかない理由があるのです。ラーメンの中にわずか小さじ一杯でも石油が入っていたら食べられないですね。仮に、95%天然という一般のものよりはとても善良な製品であったとしても、ラーメンどんぶりに、大さじ5杯分石油が入っているという事になります。食べられますか？これ。石油化学物質というのは、石油の油分を飛ばした、いわば濃縮のようなものだから、私だったら0・1%でも恐ろしい。しかも、経皮吸収の場合、肝臓が解毒分解しないからもっと悪いのです。どんどん体にたまって行ってしまう。ヒアルロン酸やコラーゲンやら、栄養剤がいくら入っていようと、圧倒的に化学物質のほうが怖いと私は思います。

カルシウムとビタミンがいっぱいの、それにコラーゲンとローヤルゼリーを沢山加えた健康ラーメン、しかし石油が大さじ一杯（1%分）入っているラーメン、貴女だったら食べられますか？1%だからと、見くびると恐ろしいですよ。1%分というのは、100日で100%分という事です。1年なら365%分。たとえ99%天然というものであっても、3ヶ月に1回は石油化学物質だけでシャンプーしたり、お化粧したりしている、という事になります。わずか1%でもパラベンなど化学物質が入っているという事は、そういう事なのです。人間の体には蓄積というのがありますから、すぐに病気になる事はないけれども、その長年の蓄積による害悪は、とてつもなく大きなものになるのです。頭皮（髪）に使うシャンプーが、卵巣に入り込んだ膿と髪の毛の話を思い出してもらえれば、ご理解できると思います。これは本当に、大変な、大変な事なのです。それほどシャンプー、洗剤類、化粧品の正しい選択というのは重要な事なのです。

　私が愛用しているシャンプーや洗剤を製っている会社（メーカー）は、天然素材100%であり、かつ、肌や各細胞に有益な栄養素をふんだんに使い、刺激物や好ましくない成分だけを抽出して排除し、しかも腐らないための防腐効果すら天然素材を利用し、更には、その生体作用までも個々に計算して合理活用している。それは、大変なノウハウと技術、そして高額のコストを要するのです。これは、もうけ主義の会社では決して出来ない。善意のまた善意、という、道徳的感性がなければ決して出来る事ではないと思います。

　まあ、宣伝になってしまうので止めておきますが、とにかく、これは本当に重要です。私の本を読んで、遠方から生理痛の相談があった時、東京まで来られない人には、取りあえずシャンプーを替えることをおすすめします。すると、かなりの割合の方からお礼があるのですね。シャンプーを替えたら、しばらくして真っ黒のドロドロの血が生理の時に出た、それからすっかり良くなってしまった、という人がかなりいます。まぁ、股関節や腰の異常があまりなかった人なのでしょう。

私はこのシャンプーの話を皆さんにする前は、1日60人診ていたのです。10年以上も前の事ですが、1人につき6分間、昼食もろくにとらずに施術しておりました。土、日などは70人という日もザラで、玄関は足の踏み場も無いほど靴でゴチャゴチャでした。そしてこの時、心底シャンプーや洗剤の害悪を知って、女性の殆どの方に、「シャンプーや歯みがき粉を取り替えないなら、うちにはもう来なくてもいい」と言いました。一つの信念にまでなっていたのです。そしたら本当にいきなり40人以下に減った。でも私はやめませんでした。当時は私も若かったのですね、正しいものは必ずいつか理解される…と思っていました。しかし言葉が足りなかった。現在は人間的に少し丸くなって、せっかくご縁があった方なのだから誤解させないように、慎重に、そして親切にご説明をして行こう、という方針に変えております。それにしてもこれを勧めたばっかりに（知ってしまったばっかりに）経済的には多大な損失がありました。だいたい、こんなものは治療院の経営には無いほうが良いのです。商売っぽくなってしまうだけです。商売と思われたら治療業は終わりです。「本当にちゃんと丁寧真面目に施術しているのか？」と思われてしまいます。だから、ずい分と誤解されて縁が切れてしまった人もいるけれども、後悔はしていません。言葉足らずだったのは反省はしているけれども、これを勧めたこと自体は、私は後悔していません。シャンプーや身の周りの洗剤類の害悪の阻止は、今でも私の信念の一つなのです。

かなり脱線してまた長くなりましたが、このようなわけで、洗剤や化粧品など身の周りに使うものには、本当に危険なので、くれぐれも留意していただきますよう、ご注意を申し上げておきます次第です。

注意したい石油製剤（及び化学物質）

●××硫酸塩（Na）　●××スルフォン酸

●ラウレス数字　● PG　● BG　● DPG

●××パラベン　●ポリオキシ××　●メチコン

●ジメチコン　●フェノキシエタノール

●××フェノール××

● DNA・DHA・DPA・を除く、DとPとTとBから始まるアルファベット大文字の３文字
（例　コカミドTEA）

※上記は最近多く使われているものを列挙しましたが、厚労省が注意（有害）勧告として指定した成分（化学物質）は 140種あります。しかしこの数字は石油で製られる化学物質数万種の中の一部で、毎年少しずつ増えております。（トラブルが顕著に起こってから指定されるため）—旧指定成分

※××にはいろいろな名前が入ります。

※パラベンは正式には、パラオキシ安息香酸エステルと言い、正式名称で表示してある場合があります。また、他の物質も、多くは正式名と略名があります。

※成分表示は通常、含有量の多いもの順になっております。（そういうルールがあるためです。）

下痢・便秘・大腸炎等

まず下痢、こんなものは今まで読んできていただいてお判りの通り、病気ではなく体の生理現象です。つまり体の掃除。ストレスなどで作った体の毒素を、体が自浄作用で勝手に毒出しの大掃除をしているのです。結構な事です。私はタバコを吸うと、たいてい下痢になります。酒も好きなので酒の毒もさっさと下痢をして毒を捨ててしまう。下痢は何日続いても結構、放っておけば良いのです。ただし、不安が多くなると心理的な下痢をする事があります。これはあまり意味がありませんので調整するのですが、要は恐れず、気にせず、体にまかせておけば良いのです。

次に便秘、まずはこれはやはり心理的な問題が多い。下痢になるか便秘になるかは腰椎の2番と4番で決まりますが、これも放っておけば良い。下剤なんか飲むから、大腸の活力を落とすのです。薬という外からの力が加わると大腸が働かんでいい…となまけます。しばらくはお腹が苦しくなりますが、それも最初だけ、数日放っておけば、大腸がその気になって一生懸命働き出します。そして大事な事は、毎日出なければいけないという常識のウソ。これは人間の体を機械のように錯覚している素人の人たちの考え。人間の体は感情があるし、また低潮、高潮という波、つまりリズムもあるのですから変化してあたり前。機械のようにいつも一定ではない。緊張や不安があれば、3日、4日出なくても当然なのです。不安や緊張心理というものは胃袋や大腸の働きを急激に落としますので、食物の処理がその分遅くなります。いつもの4倍、5倍かかる事もめずらしくない。これが自然の働きというもの、異常ではない。あまりひどい人は乳酸菌を多く摂る事と、第5章の半身浴をていねいに行っておけばよろしいです。要するに慢性的なガンコな便秘というものは、下剤を多用したという、過去の行為による人工的なものなのです。

虫垂炎（盲腸）

虫垂炎は心の問題に関係なく、右の股関節異常によって起こります。これは簡単、腰椎2番と4番を整復しておけば良い。当院に来た虫垂炎の人で切った人はいまだおられませんし、こんなものは切る必要など全然無い。ただ100人に1人ぐらい体の内部が膿む体質の方がおられます。膿む体質というのは、背骨の7・8・9番の1側という所で処理出来ますが、お腹の中で膿が沢山溜まってしまってからでは遅い、これは切った方が良い。でも100人に1人ぐらいでしょう。まぁ、過度に心配しない事です。

痛風

こんなものはしばらくお酢を飲むか、好きな事をして発散しておけば良い。栄養過剰が化けたものです。

痔・脱肛

これは今、大変多いですね。腰痛や肩こりなどで当院に通いながら5回、10回目なんかで私に信頼を持って来たころに、実は…と相談する人が多いのですが、そんなに引け目を感じる必要はないのです。そうですね、うちに来る人のおよそ30人に1人くらいもいますよ。結構な割合です。

私にとってはしょっちゅう依頼があるので、今まで思い悩んで来たのかな、気の毒に、早く言えばいいのにと思う程度です。相談されると、私はカルテに暗号で書いておく。これは私にしかわからないように書いてあるので助手も知らない。

ところで痔という字は寺の病と書きますが、これは若い時に無理な禁欲で女人に餓えたお寺さんの小僧さんたちがお尻でする、つまりホモですが、それでお尻の穴に傷がつくからという説と、どこまでも治しにくく、最後はお寺さんに頼るしかないという説と2つあります。えらい違いですが、どちらなのでしょうね、個人的には後者であってほしいものです。まあ確かに通常ではなんとも治し難い、やっかいな病気とされます。一般に痔と脱肛はいっしょに論じられますが、本当は全く別のものです。痔は肛門に傷が出来たり、また傷が原因で出来ものが出来たり、膿をもったりするもの。切れ痔、イボ痔といわれるものです。痔ろうは結核性のものだからまた別です。もう一方の脱肛は書いて字の如し、肛門、つまり直腸の一部が脱するという事ですから、外に出て来てしまうものです。原因は全く違う、痔は胸椎7・8・9と腰椎2番の変位、それから肛門の周囲の筋肉が硬化したものです。普通は硬い便が出たあと肛門が切れても自動的に修復されるはずのものが、これらの原因があると修復機能が働かず、切れたままになる。それで、出血したり膿んだりするのです。これを治すのは実に簡単で10年来の痔がただの1回で治ったなんて事はうちではザラ。本当に感謝してくれますので、私は痔が好きです。相談されるとつい嬉しくなってしまう。ただし、骨盤が開いて重心が外側に傾いている人は少し時間（回数）がかかります。次に脱肛。これは少し手間がかかりますが、まあ10回もあれば普通は治ります。これは頭部の環状縫合と人字縫合の重なる処に異常が起こる、そうすると活やく筋に力が無くなり、緩んでくるのです。それで出て来てしまう。頭骨は丸く出来ていますが、一つの骨で出来ているのではなくて6枚のわん曲した板でうまくボールのように構成されています。このつぎ目のところが開いてしまうと、活やく筋が緩んできます。それは何故か解剖学的にも実証しろと言われても困りますが、人体はまだ解明されてない事がいっぱいあるのだから、そういう相関関係があるのだと言うしかありませんが、論より証拠、ここを治すと脱肛はみんな治ります。みなさんも名前は聞いた事があると思いますが百会(ひゃくえ)というつぼで、鍼灸の世界では発祥である中国の歴史も含めて2000年も前から脱肛を治す急所とされる。少し東洋医学の勉強をした事のある人なら誰でも、学生でも知っているほど有名です。痔よりはやっかいと言われる脱肛も、これを使えば本当に簡単。平均10回くらいですが、ただの1回で治った人も沢山います。よく新聞で月々何万もする薬を何年も続けて…、○○堂なんてところが広告してますが、あれにつかまる人は気の毒に…。お尻に薬を入れるなんて不快だし、治療としては見当違いもはなはだしい。ところで、先程、痔と脱肛は原因は別ものと言いましたが、1つだけ同じところがあります。それは心臓と肛門の相関関係。これは知っている人は少ないですね、プロでも。心臓と肛門は密接な相関関係があって、心臓が弱い人は肛門に異常が起こりやすいのです。頭骨の状態にもよるので、心臓の弱った人がみながみな痔や脱肛になるというわけではありませんが、時おり、心臓を治さないと頭の百会だけでは治らない人がいます。でも、心臓に気功をし、胸椎の2番や4番を整復すると、とたんに治って来る。面白いものです。だから痔と脱肛は心臓の病気と言う事が出来るかもしれません。なに、そのほうがよけい恐い？　心臓病なんて…。それならそれで治せば良いのです。次の項と心の病気、それから高血圧、脳いっ血の項をよくお読みください。

心臓病・不整脈・心筋梗塞

高血圧、脳いっ血の項でご説明したように、高血圧は心臓の病気でない事がお判りになったと思いますが、不整脈はどうか。これは数ヶ月という程度の一時的なものなら、感情の不安定が一番多い。悩みが無くなれば知らないうちに治っているものです。しかし何年も続くようであれば、将来心筋梗塞になる可能性もあります。これは梗塞の前駆症と言える。心筋梗塞とは心臓の筋肉が壊死を起こすものです。心臓の筋肉の細胞というのは、一度死ぬと再生しない、腎臓も脳も同じだから再生しない臓器には梗塞と名がつく病気があります。心筋梗塞、脳梗塞、腎梗塞…。肝臓や胃などの消化器官は一度死んでも再生能力が旺盛でよみがえるから、梗塞という病気はありません。それで心臓の場合、心臓の筋肉に栄養や酸素を供給している環状動脈という血管の内壁に、悪玉コレステロールや中性脂肪などが、ヘドロのようにへばりつき、血流を悪くして細い血管が詰まる事によって、細胞の壊死という事が起こります。これは脳梗塞と同じように、サポニン、ＤＨＡ、ＥＰＡなどをよく摂って普段から予防しておく必要があります。とくに豆腐や豆乳は良い、日本人の知恵です。それから高血圧と脳梗塞のところでご紹介したオリーブオイル。これで一安心。しかし、ただ1つ大きな問題があります、それは胸部の打撲というもの。これは大変重要です。子供のころや若い時分に転んで胸や背中の

4番（肩甲骨あたり）を打身して、その刺激が時間をかけて変性をしていくというものです。これは意外に多いと思われます。大事なところなので、この後の打撲の項をていねいにお読みください。

眼病・近視・遠視・眼の疲労

眼病は胸椎の1・2・3、腰椎の1・2・3に必ず異常があります。これを治せばたいがいのものは治ります。眼科は専門ではありませんので、時おり私も知らない病名のついた眼病の人が来ますが、得体の知れないものでもここを治せば普通治ります。眼と何らかの相関関係があるのでしょう。ただし白内障はSOD不足、つまり老人性。SODをしっかり摂取しておく必要があります。近視はルテインという栄養素も役立ちますが、やはり胸椎1・2・3と腰椎1・2・3を治しておく必要があります。ただ眼鏡やコンタクトをしていると難しい。眼がレンズに合わせてしまうからです。自然の状態で、眼に、ちゃんと自分の力で見えるように働かせるよう仕向ける必要があります。つまり四六時中裸眼。しかし普段の生活に困りますね、だから治すのは片方ずつになります。

最後に目の疲れ。コンピューターが仕事として多くなりましたから、お悩みの方も多いでしょう。眼が疲れると肩こりにも影響します。よく蒸しタオルで温めておく事。絶対に冷やしてはいけない、必ず温める。冷やすと感覚が鈍くなるので、その時は疲れが抜けた感じがしますが、逆に疲労が蓄積されていきます。およそコンピューター3時間に1回の割合で5分間、熱くて気持ちよいという温度で眼の上から熱いタオルで温める。ぬる過ぎると効果がないので2分くらいでとり換える事。眠る前に行うのは特に有効です。

めまい・耳なり・自律神経失調症・メニエル病

ストレス社会のせいか、最近はめまいや耳なりを訴える人が多くおられます。めまいというとすぐに連想するのが内耳にあります三半規管ですね。確かに人間の体の平衡感覚を司っているのは三半規管ですから、これの異常には違いない。しかし耳鼻科に行って内耳をよくよく検査してもこれと言った原因がつかめない事が多いのです。というより殆どです。時おりメニエル病と診断される人もいますが、それで原因がつかめた気になっておりますが、しかし実はメニエル病というのは、現代医学で原因不明なのです。内耳の神経が炎症しているとか、圧迫されているとか言われて来る人が多いのですが、患者を取りあえず安心させるために言っているのならわかりますが、本当にそう思って言っているのでしょうかね、想像でものを言っているとしか思えない。はっきり言ってこれは内耳に問題は全くない。1%のごく少数の特殊な因子を持っている人は別ですが、私のところでは簡単に治る。答えを言えば、めまいと耳なりは自律神経の異常緊張によるもの。すべての器官は自律神経に支配されています。働く命令も休む命令も自律神経が司っています。しかし、ストレスが継続すると、自律神経失調が起こる、これが三半規管の働きに悪い影響を及ぼす、それでめまいと耳なりが起こります。

自律神経は交感神経と副交感神経の、働きの相反する神経がバランスをとって働いていますが、このバランスがストレスによって崩れるのです。それは簡単な理由で、自律神経の最高中枢は大脳の下にある間脳という拳大くらいの大きさの脳ですが、ここは大脳の緊張を大変受けやすい脳なのです。少し不安になったりすると、テキメンに胃の働きが悪くなったり、便秘になったり、熱が出たり、下痢したりするのが人間の体というものですが、各器官の指令は自律神経が、その総元じめは間脳なのですから、当たり前というわけです。自律神経失調は眠りの質が慢性的に悪かったり、胃袋の疲労が続いたり、頭の中がいっぱいだったり、不安心理が多かったりと、沢山の原因がありますが、とにかく頭のつぼを使って大脳の緊張を解消する事と、深い眠りを誘導する事によって治ります。

ただ、めまいと耳なりは、わりと簡単ですが、難聴は手こずる場合が多い。これは自律神経だけの原因ではない。昔にやったむちうちや頭部の打撲が聴覚神経に関連する頸椎の2番や4番の極端な異常を作っていると思われます。私が診ていても難聴だけは最後までガンコに残る人をていねいに診ると、必ずそういう人たちは頸椎（首）の極端な歪みや側頭部の気の滞りがある。手をあてるとスーッとして冷たいくらいに感じるほど側頭部の異常があります。だから時おり何年も治すのにかかる人もいますが、これは殆ど打撲の影響だと思います。自律神経に関係はありません。しかし、ほとんど9

割くらいまでの人は、一時的な単なる自律神経異常なので、あまり考え込まず、第2章でお話したように、好きな事、気が向くことをしばらくやっていれば自然に治ります。

打撲

体のリズムが変化する時や、4月、5月の暖かいころになると、古い打撲が表面に出て来る事があります。気温のポカポカ暖かく心地良い季節になると、体の勢いが出て来て、過去の打撲を解消しようとする一種の解毒が出て来るのです。つまり古傷と打撲による後遺症の処理です。打撲というのは恐ろしいもので、その影響がすぐに出なかったものほど、後年になって出てきます。交通事故などで知られますように10年、15年経ってからその後遺症が出て来る事は大変に多いのです。

打撲というと一般の人は、打った時の強さ弱さを問題にしますが、実はそうではありません。本当に恐ろしいのは打ったときのスピードです。力の強さには体も防衛しますから、切れて出血してしまうとか、骨が折れてしまう。骨を折ると大変な事に思えますが、実はあまり実害は少ないのです。骨折という事がショックアブソーバー（吸収材）となって刺激が内部に残らない。打撲は強弱よりもその速度が問題で、表面に何も残らない、本人自身もしばらく後に忘れてしまうようなものが本当は恐ろしいのです。早いスピードのショックが、そのまま内部に残り、関連の内臓を萎縮させ、そのまま長い年月をかけて二次変化、三次変化して行く。この次第に進む変化（変性）が恐い。頭の打撲なども、子供がゴチンとぶつけたようなものは、コブが出来てワーンと泣いてそれでおしまいですが、風呂場で転んで、速い速度でスパンと打ったようなものは、その時はあまり痛くない、コブも出来ないのですが、そのショックが内部に入り、1週間後に脳内出血をしたり、数年後、脳いっ血や脳梗塞などに徐々に二次変化して行く場合がある。この変性が怖いのです。

空手の世界には、三年殺し、七年殺しというのが本当にあるそうです。空手達人ほどの、人間離れしたスピードを出せる人たちが、打撲の中の打撲といいましょうか、体の中でも絶対にぶつけてはいけない急所があるのですが、そこを、あえて、ドスッとやる。例えば、胸の中央の少し上にこれをやると何年もしてから、肺が萎縮し、結核をやると言われています。胸椎3番は肺に関連した急所です。尾鳩尾というミゾオチ部だと、数年後に心臓が急速に働かなくなり、最悪の場合は止まってしまう。尾底骨だと、腰が歪んだり精神が異常になる。神経過敏症、ノイローゼになりやすくなります。逆に尾骨を根気よく治すとテンカンや精神異常がずっと良くなります。また椎間板ヘルニアという病気があるのですが、病院が手に負えないほどのヘルニアを小生は沢山治してきましたが、殆どの場合この病気は尾底骨か、腰部の打撲が原因であると小生は考えております。

このように、打身（打撲）は、その時よりも数ヶ月、数年経ってから出て来るので注意しなくてはなりません。もちろん、空手の試合中などは戦いという行為である故に筋肉も緊張し、防衛態勢が出来ていますので、滅多な事では、これらの所に当たっても後に残るような事はありません。運動中はあまり影響はないのですが、筋肉が緩んでポカンとしているような無防備な状態でスパンと速いショックが入るのが恐いのです。

そんなわけで、小生は打撲の後遺症というものを非常に重要視しております。当院のカルテにも初めてのご来院の方に、問診として、たった2点のみ聞いている事がありますが、その一つが打撲をした事があるか、ないかですネ。初めて面談して、食欲とか便通とか、他になんかいろいろと聞く事があるだろう、と思う人がいるかも知れませんが、そんなものは背骨をみせてもらえば聞く必要が無い。人間には〝気取り〟というのがありますから、食べ過ぎていますか?と聞いても、正直に答えてくれない。自覚がない場合もあるので全くあてにならない。それにいつも不摂生していると体が鈍くなって体の異常が本人ではわからなくなります。それは食でも、睡眠でも、疲労でも何でも同じ事。しかし体だけは正直で、現在の状態がいろいろな所にハッキリと出て来る。だから他のものは聞くより正確に体の状況が判るからこちらで勝手に判断させてもらっています。ただ、打撲という事だけは、内部の奥底に沈んで、何年も眠っているので見分けが非常に難しい。だから一応聞いておくのです。が、たいがい本人も忘れている事が多いので、まあ、参考にしかなりませんけどネ。

繰り返しになりますが、打撲の一番やっかいな事は、何年もかけて内部の組織が萎縮変化するという事です。癌なども、こういう所から発生するのです。好んで巣を作る処といいましょうか。何故なら、組織が萎縮している所は気の滞りが激しいのです。気が滞っているという事はそこの自然治癒力が、ずっと落ちているという事です。元の状態に戻す力がないからこそ、癌などが巣を作るわけで、自然の治癒力が旺盛ならば異常が発生したならすぐに体が対処をはじめているのです。だから見方を変えれば、打撲は癌より恐いのです。

小生は臨床（治療）していて、予想に反して大幅に治るのが遅い人はすぐに打撲を疑います。だいたい半分以上の人は忘れてしまっているようですが。脚の付け根のある処と尾骨に気功をすると、昔に打った処が浮き出てきて痛み出します。これも一種の体の掃除現象ですが、それでその痛み出した処に更に気功をしていると次第に本当の意味で体が回復してきます。そうするといろいろな慢性病が治る事を発見しました。先にお話しした椎間板ヘルニアもそうですが、頭痛や肩こり、膝の痛み、胃腸病、不整脈や心筋梗塞など、いろいろな慢性病のもとになっている場合があるのです。もちろんこれらは打撲と関係ない場合の方が多いのですが、残念ながら打撲が原因の場合は少なくとも半年から1年はかかります。

実は、私、20数年前、みぞおちより少し下の処を、強烈な打撲をしております。打った時は、腹筋と胃がしばらく痙攣を起こしていたので、今でもハッキリ覚えています。ここは胃に大きく関係がある急所です。もう一つは、肩甲骨の中間の背骨を打っております。ここも胃と食道に関係する急所です。どちらも、体の中でぶつけてはいけない60ヶ所近くある急所の一つです。これらの時は、ともに学生時代で、医学の知識など無かったものですから、そのまま忘れてしまっておりました。しかし、やはり、ずっと高校生の頃から胃だけは調子が悪かったのです。18歳の時、原因不明の消化不全となり、入院した事もありましたが、この直後、本格的に整体、気功の世界に足を踏み入れております。以来、体は元気で、ここ十数年風邪一つ引いた事も無く、引いても、少し気功すれば2～3時間で抜けるほどで、全身の気の通りは大変良いのですが、実はただ一点、告白すれば、この胃の不調だけは悩みでした。時々、突然食欲が無くなり、停止状態が何日も続くのです。打撲による非常に特殊な状態です。痛みは全然ありませんが、毎日エネルギーを出さなくてはならない仕事を持つ私にとっては、何日も全然食べられないというのは、悩みのタネでした。食の補給がないと、体力の消耗が激しいからです。後年、うすうすこれがあの学生のころの打撲が原因である事は気づいておりました。整体術を修め知識を得ていたし、気功すると、胃と食道だけ気の巡りが悪かったからです。結局これを完全に治すには何年もかかりました。急所中の急所だったので不運だったと思います。また、20年以上も前のことなので二次変化、三次変化という体の変性、萎縮は相当なものであったに違いありません。普通の病気はともかく、打撲だけはこのように非常に体が読みにくく、治すにも難儀します。このようなわけで、皆様も、打撲には今後、少しばかり注意して対処していただくようにお願いいたします次第です。

注・打撲を必要以上に恐れる必要はありません。小生の場合は、運が悪い中の悪い打撲であり、日常的な少々の打身は心配ありません。ご子息に空手も柔道もやらせて良いのです。そして、急所に入ってしまった注意せねばならない打撲も、打ってからすぐに対処をすれば、通常何ら問題なく済ませる事が出来るのです。（通常の場合は、打った処を毎日20〜30分蒸しタオルで4〜5日温めれば良い。頭部の打ち身は4〜5日風呂に入らぬ事）

寝方・枕・くつろぎ姿勢

先日、テレビの健康番組で寝ぞうが悪いと体が歪み病気を作る、だからベッドに縄で体を固定し、真すぐにして寝ると良い云々。なんてのをやっていました。またある番組ではイスに座った時、片側の足ばかり上にすると腰が歪むので時々逆の足を上に乗せると良い。と紹介していました。このようなバカな事を健康番組として紹介されてしまうようでは、これもちゃんとご説明しておかなければならないなと思い、今回少し紙面をさいて補足する次第です。

人間の体は確かに人それぞれ偏った使い方をしております。例えば右脚重心、左脚重心、例えば右のつま先と、左のかかと重心、あるいは前側重心、後側重心などなど沢山あります。それぞれ、その体に体質的な偏より重心や運動があるため、他より余分に疲労を起こす処があります。しかしそれを、体の本能として、くつろいだ時に自動調整をする作用もあります。イスに座った時、足を組んで座った場合、上に乗せた足の側の腰の疲労が抜けるのです。だから、例えば右足重心の人は疲れて来ると、右の足を上にして腰を掛けくつろぎます。普段右に余分に力をかけているので、くつろいだ時は逆をやり、それで回復を無意識に待っているのです。これをテレビが言うように時々逆の足を上にしたらどうなるか。疲労を抜くどころか、かえって疲労を起こし歪みを生じます。だから人間の浅知恵を体に強要するよりも、体の本能に従えば良いのです。

同様に眠るという姿勢も、くつろぎ姿勢で、一日の疲労を抜く姿勢を無意識にとっています。普段捻れる運動習性を持っている人は逆に捻って眠るし、右側重心の運動習性を持っている人は右を上にして横寝をする。前側重心の人は、あお向けに寝るし、後側重心の人はうつぶせに寝る。もっとも多くの人は複合的な運動習性を持っているので、いろいろ寝ぞうが変わってあたり前で、これもコロコロ寝転がる事によってそれぞれの疲労個所を無意識に調整しているのです。これをテレビが言うように、ベッドにグルグルに体をしばりつけたらどうなるか。眠るという事がくつろぐ事ではなくなってしまう。体を休める事でなくなってしまいます。バカな話です。眠るという事こそ、体の疲労を抜く最大の体の本能なのにです。まあ、テレビも雑誌もバカな事を言っている事がよくあるのです。時々目にするのが、腰痛や肩こりが治るとうたって、コルセットやへんな枕、かかとの無い靴などをさも良さそうに宣伝していますが、これを考えた人は素人ですね。あるいは商売の方が頭の中がいっぱいの人。もしくはその両方。体を理解した療術家としてのプロとはとても思えない。これらはみんな体に悪い。ほんの数日、効果があったように錯覚させるものばかりです。

ところで枕は、あっても無くても良いのです。貴方が気持ちよいと思う高さの枕にすれば良いのです。しかし、どの高さにしても気持ちよくないという人は、首と肩の筋肉に異常緊張があります。これは、全体を整体しなければなりません。眠るという事が本来の「眠り」という事ではなくなってしまっているのです。これは大変重要な問題で、力を抜こうとしても抜けない体という事で、疲労蓄積の最大の原因です。

言うまでも無い事ですが、眠るという事の最大の目的は、脳や内臓や筋肉の疲れを抜くという事です。疲労の回復こそが睡眠の最大の目的なのですが、これの質が悪い、本来の眠りになっていないという事は、誠に重要な問題と言わざるを得ません。それで次の不眠症。

不眠症

不眠症で悩む人は多いですが、本来、不眠症なんてつまらない話です。人間はたかだか80年くらいしか生きられないのだから、眠れないなら起きていれば良い。それだけ人生やれる事が多くなる。だいたい不眠で死んだり病気になるなんてウソなのです。人は餓死しそうになると、昆虫だろうとミミズだろうと何でも食べるものだそうですが、睡眠も体にとって絶対的に必要になったらどんな状態でも眠るものです。昔、兵隊さんが軍隊で、よく眠りながら行進している人がいたそうです。身近な例でも、電車のつり革につかまって眠っている人をけっこう見かけますね。だから、体に必要なときは必ず眠るように出来ている。ただ、前の項の寝方・枕・くつろぎ姿勢で説明した通り、眠りの「質」の問題は体の状態にも関係があります。不眠は、後頭骨と頚椎（首）の2、6番、腰椎の1、3番などに関連しますが、これらが歪んだり、気が滞ると、なかなか寝付けなかったり、睡眠が浅くなります。つまり睡眠の質が悪くなるのです。これは疲労の原因になるので施術や気功で治す必要があります。しかし、不眠症の一番の大きな原因は、何と言っても潜在意識の問題。心と病気の項をよく読んだ方はおわかりと思いますが、潜在意識というのは、本人が自覚している表面意識と反対の事を考えている場合が多いのです。時に本人も意外に思うほどの意識であるからこそ無意識という。だから通常意識の〝あまのじゃく〟をやっている事が多分にあるのです。従って眠ろうとするとよけいに眠れなくなります。逆に起きようとすると眠くなって来るのです。一生懸命眠ろうとすればするほど、目はさえる。しっかり起きていようと思うとウトウトしてくる、これが人間というものです。不眠は意識すればするほど、眠らないと病気になると思えば思うほど、強迫観念になって不眠症が重くなります。だから眠る努力をやめる事です。まずは以上の事を理解していただく必要があります。それから、後頭骨と頚椎2、6、腰椎1、3を整復すれば余程特殊な要因がなければ、安眠出来るようになります。

整体法の世界では、深く眠らす事が出来るかどうかがプロとしての上手、下手を決めます。深く眠れさえすれば、病気というものは普通勝手に治って行くものなのです。あまりに不安などの精神的要素がある場合は別ですが、少々の精神的なものであれば、深く眠れさえすれば、自然と緩和して行きます。また体の疲労が深く眠る事によってサッと抜ける。だから特殊なものを除き、ほとんどの病気は深く眠れさえすれば体が自動的に病気を治して行く。従ってこれを無視したり、おろそかにするような医者や療術家はヤブと言わざるを得ない。眠りの問題というのは精神心理的な要素も含めて、整体指導に於ける最大のポイントとも言うべきものなのです。

病気は一生懸命努力して治すものではない

これまで本書をすべて通して読んでこられた方はお判りの通り、病気というのは不安定な心の問題という要素がなければ、殆どは体の修正現象、掃除現象という事が出来ます。心で作っている病気を除外視すれば、心さえ安定しているならば、体が自身の自然治癒力を活用して自動的に修復をする、その過程でいろいろないつもと違った反応が起こる。これが病気というものです。ですから何度も申し上げる通り、整体療法の立場では、こういうものを体の故障とはみていないのです。むしろ正常な生理作用。故障というのは、むしろ自動修復出来ない体のほうで、これらの体は、反応がありません。つまり殆ど変化がない。体が故障しているのに変化が現れない、だからこういう人は、ある日突然ポックリいく。本人も異常を自覚せず、病気という反応も出ず、突然死する。しかし、もちろんこの突然死というのは偶然ではなく突然でも無く、死ぬ体になっていたのです。ただ、本人が知らなかっただけ。だからこういうのを我々は無病病と呼んでいます。無病のつもりの病。これが最悪なのです。鈍い体ほどこれに近くなっていきます。くどいようですが、重要なので今一度申しますと、病状や変化が出るのが悪いのではないのです。自動修復出来ない鈍い体、これが悪いのです。よく私の気功法を受けて、眠くて眠くて仕方がない一週間だった…などと言う人がいますが、それで良いのです。体に活力が出て来て、今までの疲れを抜く事が出来る体になって来た、という事なのです。だから本来のため込んだ疲れを、ちゃんと疲れとして体が自覚して、修正しようとするために、疲れを抜こうとするために眠くなるのです。こういう時の眠りは深く、そして質の良い眠りになるので、何時間でも何日でも大いに眠ると良いのです。また、そのような深く眠れる体にするためにこそ、私は整体法をしているのです。不眠のところでもご説明しましたが、睡眠という問題は非常に重要です。

あともう1つ病気に対して大事な心構えがあります。それは病気は一生懸命努力して治すものではないという事です。ここで誤解してほしくないのは、これは病気に対して何もしないでいいという意味ではありません。もちろん、整体法や気功、私が課した（お願いした）自宅療法など、治るために、体の活力を出すために必要な様々な事をやっていただく必要はあります。そういう意味では努力は要る。しかし本来は、あまり一生懸命努力するものではない。あまり一生懸命になると、努力すればするほど、潜在無意識に於いて「私の病気は重いんだ」という確認になってしまうのです。だから皮肉なもので一生懸命になればなるほど病気は重くなって行く、治りが悪くなっていきます。腰痛や、肩こりなど自分でどう努力するのか分からないようなものは、あまり関係ありませんが、アトピーや肌あれは害が多い、早く治そうとすればするほど、あせればあせるほど、ドーッとアトピーが出て来る。栄養剤を飲まなければ肌に悪いと思っている人は、栄養剤を一生懸命飲むほど肌あれになる。潜在意識が病気を確認してしまうのですから当然ですね。だいたい治療家が汗だくになって一生懸命患者を施術するなんていうのは強迫なのです。患者の病気を重くする。とにかく患者側もあまり一生懸命にならぬ事。だから私の言った事だけやっておけば良いのです。そのようにプログラムを作っている。

ところで、この努力すればするほど悪くなるというのは、病気に限った事ではないようです。私は専門バカなのでテレビは殆ど見ませんから、スポーツに詳しくはありませんが、時々入って来る情報を整理すると、一流選手に共通して言える事は、あまり努力をしていないという事です。もちろん、練習していないという意味ではありません。練習は沢山しているのですが、短所を直すような努力をしていないという事です。では何をやっているのか。ひたすら長所を伸ばす練習をしているのです。短所はあまり気にせず長所を伸ばす事をしている。長所を伸ばす練習は苦しいどころか楽しいにきまっているから努力とはいい難い。もちろん大変な時もあるだろうけど、長所伸展の場合、大変な中にも楽しさがある。こういう、短所是正ならず、長所伸展の指導を中学、高校からずっと受けて来た。だから自分は良い師（監督さん等）にめぐり会いラッキーだったと。一流と呼ばれる選手は皆、同じような事を言っているのです。スポーツ選手も、人間である限り潜在意識がある以上、努力すればするほどヘタになる。それは、一生懸命になるほど自分はヘタ（未熟）なのだという無意識の確認になってしまうからです。高校生などはそれが顕著に現われるし、プロほど技術が確立しているならチャンスを生かせないという形になるでしょう。

だから短所を無くそうとしてはいけない、長所伸展法でなくてはならない。短所是正は殆ど役に立たない。長所が多くなれば短所は自然に消えるものなのです。少なくともカバーは出来る。そして長所を伸ばす事は努力ではない。どこか楽しさがある。だからこれを努力とは呼ばず、練習とか鍛錬と呼びます。これら一流の選手の話を聞いた時、私、ああ、治療と同じだなぁと思いました。自己の短所や病気をあまり意識してはならない。元気になるための「長所」を育てるのが良い。それはやはり、治療の場合、「心」の問題になるのです。プラスの心、前向きな心といったものが、治療や健康に於いては長所伸展にそのまま繋るのです。

痛みと反応について

まず、最も大切な認識は、体が治るという事は体が敏感になるという事です。そして体が敏感になるという事は体の感覚が鋭くなるという事です。体の感覚が鋭くなれば体の異常感覚も鋭くなり、今現在、完全に整体（ととのった状態）でない体の場合、一時痛みが増すのは当たり前の事なのです。これを我々は、過敏期と呼んで、体が良い方向へ大きく変化するための変動期として喜んでおります。もちろん「痛み」は嬉しいものではありません。しかし無いと大変困るものでもあるのです。むしろ大変重要なものなのです。「痛み」があるからこそ、体をそれ以上壊し過ぎずにすむ。痛みがあるからこそ、そこから養生が出来る。つまり「痛み」というのは、回復のための、体の使用制限の要求なのです。体が痛む時や、だるい時は普段の3分の1も動けませんネ。胃が重い時などでも普段の5分の1も食べられませんネ。つまり強制的に休息をとらされているのです。だから使用制限なのですが、これが結果的に素晴しい、養生をしている、回復のための静養をしているという事になっているのです。痛み以外のだるい、しびれる、発熱等の異常感覚はすべて基本的には同じです。あくまで体の自然良能が働くときに起こる変動現象であり、回復の要求に伴なって起こる養生の要求なのです。決して病院が言うような、故障のサインではないのです、痛みは。もちろん発熱なども。だいたい体には故障のサインなど無いのです。要求があるだけです。汗をかけば塩分が不足するから塩気の効いたものが美味いし、肉体労働をすれば、ブドウ糖が必要になるから甘いものが食べたくなる。カロリーが不足すればビフテキが美味い。でも栄養が足りてくるから3枚も食えない。ミネラルが不足すればしじみ汁や野菜が美味い。のどが乾けば水は美味いしガブガブと飲んでもサーと吸収するけれど、体の要求を無視して必要以上に飲んでもお腹にタプンタプンと溜まって気分が悪くなる。暑いところにしばらくいれば体を冷やす要求が起こるし寒ければ暖めようとする。古いものを食べれば敏感な体はさっさと吐いてしまう。少し鈍い体でも下痢をして、毒が回らないように体の外に出してしまう。

　このように体には生命活動を滞りなく行うための要求があるだけなのです。医者が言うような故障のサインなど体には存在しないのです。それに、体は壊している真っ最中は痛まないのです。不摂生などの理由で体を壊している最中、体が壊れる方向に向かっている期間というのは自覚症状は出ないのです。これは殆ど低潮期の間の現象です。そして、高潮期に入ると体の自然良能が働いて、今までの「壊し」を相殺しようとする要求が起こる。回復要求期、これが高潮期で、痛みも含めて身体異常感覚というのは殆どこの時期に起こります。つまり病気の殆どは高潮期に起こる回復変動現象なのです。だから殆どの病気は、心を静めて、安静にしていれば自動的に回復するのだけれども、まあ、大人の場合、鈍い体が殆どですからけっこう時間がかかる。これを気功法で、5倍速か10倍速にして、更に到着点を2倍高、3倍高にしようというのが気功や整体法の目的ですが、この、回復期に起こる体の養生の要求、それが痛みという現象だったわけです。

くり返しますが、壊している最中は痛みは殆どの場合出ないのです。癌だってそうなのですよ。だから皆さん、痛い痛いと言って当院に通ってくるけれど、私はフンフンと聞いているだけで本音はどうでもいいと思っている。痛いからこそ回復しているのです。だから痛みだけとる事なんて全くナンセンス、本当はそんなもの放っておけばいい。もちろん結果的には気功整体法で回復させて行くに伴い、痛みは自然にとれてくるのですけれど、痛みだけとるというのは、ボヤが出ているビルの報知器を、やかましいのでたたき壊すというのと同じで、そのうち完全に燃え尽きてしまう。まあ本当は故障のサインではないから痛みは報知器ではないのだけれども、たとえてみるとこういう一面もありますす。本当は腰痛の痛みを、その原因をほったらかしにして痛みだけとるなんてわけもないのです。足の指のある所をギューと強く爪でひっかくようにして押すと痛みはサッと無くなるのです。どんな腰痛でもそうです。これは便利きわまりない。が、これは、体の感覚をマヒさせる方法なのです。従って、病院で行う痛み止めの注射と同じ。つまり体を鈍くして（壊して）痛みだけを取るという方法で、いつでもやれるのですけれど、普段はやらない。体に悪いことなのですから。明日は娘の結婚式でなんとかしてほしい…なんて場合にしかやりません。

さて、このようなわけで、体の要求としての痛み、体の要求としての変調、それが病気というものである、という事をよくよくご理解いただきたいのです。「なるほど、よくわかりました」と言っていながら、実際に痛みが出ると恐れて病院に行く。熱が出ると慌ててお医者さんへ行く…。咳が出ると言っては薬をもらいに行く…。まあ、オバちゃんに多い。何度説明しても理解していない…。私は次第にそれが過去の先入観を抜けられないからなんだという事がわかって来ました。人はだいたい35歳も過ぎると新しい価値観が受け入れられなくなります。最新脳生理学や心理学では人は40歳頃になると過去に生きる。過去の価値観で惰性で生きて行くようになると言っていますが、私はもう少し早いと思う。もちろん個人差はありますが、だいたい30～35歳位で新しいものは入って行かなくなります。子供は早いのですよ。私が、「熱が出るのは良い事なんだよ、体がバイ菌を殺してくれているんだ。バイ菌は熱に弱いからね」と言うとすぐに理解してくれて、以降、熱が出ると慌てるのはお母さんのほうで、病院に連れて行こうとすると、子供のほうが嫌がって、「いやだ、注射は嫌い。目黒の先生のところに行く」と言って子供のほうが親を連れて私のところに来た子がいました。私は、そのお母さんにも説明していたはずなんだけれども…。やはり大人は頭でわかったつもりになっているだけで、潜在意識としての価値感は1度や2度聞いただけでは変ってくれない。35歳も過ぎると新しいものが入っていかない脳の構造になっているのだから仕様がないですが…。しかし私としては本当の事は本当の事としてお伝えするしかない。これは体の真理なのだから、メゲずに説き続けるしかないのです。でもそのうち繰り返し説明していると、40歳を過ぎていても、50歳になっていても、少しずつだんだんと変化はして来ます。痛みや熱を恐れる心はなかなか変わってくれないけれど、少なくとも病院に駆け込むより、当院（うち）に来るようになる。まあ、それはそれでいいか、といったところです。注射や薬などの害も無くて済みますしネ。

この辺で話しを「痛み」に戻しましょう。以前こんなご質問がありました。

「痛いという事は、体の回復要求という事はわかったけれど、例外があるのではないですか。例えば胆石や、尿路結石などで腰やお腹が痛むのは、石があるからではないのですか」つまり、体の中に実際に石があるから痛いのだろう。これと回復要求とどう関係しているのか、というご質問ですね。これは最初の時点から間違いがあるのです。痛みと石と直接つなげている固定概念がある…。では聞きますが、石があるから痛いのなら、なぜ四六時中痛まないのか。胆石の人も腎石でも尿路結石でも、痛む時は限られている。四六時中なんてことは決してない。週に1回か2回、あるいは月に1日か2日、時おりキューと痛むという程度の人ばかりです。もっと少ない人は半年に1回という程度です。

石があるから痛いのなら、石が出ていかないうちはずうっと痛むはずでしょう。これは何故か。つまり石と痛みは直接的つながりはないのです。もちろん間接的にはあるけれど直接ではない。要するに、石が出来るような健全ではない状態で、体の使用が過ぎて負担をかけ過ぎた時に、回復に必要な養生要求のために痛む、という事です。確かに石が出来ている状態というのは無理があまり出来ない。体のキャパが狭いというのは事実です。そこに余分な体の疲労負荷をかけるから、石が出来るような弱ったところが声をあげるのです。もっと負担を軽くしてくれ、俺は（胆のうや腎臓）休みたい、休んで回復したい、と。だから時々、なのです、痛いのは。いつも痛いわけではない。だってけっこう石が大きくなるまで気がつかなかったんでしょう。大きくなり過ぎたから痛み出したなんてウソですよ。石を溶かす薬なんか使って小さくなって来ている最中でも痛むことはあるのだし、その反対に大きくなって行く最中に痛まなくなる事だってあるのですから。胆石は胸椎の9番に、腎石は10番、尿路石は腰椎の2番や仙椎にそれぞれ異常がある人がなります。もちろん期間は長くかかりますが、これらを調整すると、体の全体の変化と共に石は消えていきます。繰り返します。石が直接痛みを作っているのではない、石が出来るようなキャパの狭い体の状態で、日ごろの負荷が体の養生要求を起こし、それが、「石が出来ている弱いところ」に、痛みを引き起こすのです。痛みは石とは別のものなのです。ですからこの場合もまた、痛みは体の回復要求。胆石の腹痛も、腎石や尿路石の腰痛も、体の養生（静養）の要求であるという事なのです。

以上でおおむねお判りだと思いますが、どんな痛みであっても、どんな体の変調であっても、それは立派に意味があっての事なのです。何らかの体の要求であるという事なのです。前にもご説明したように、痛みも、発熱もしびれも、咳もくしゃみも、下痢も不正出血も、下血も発疹も、けいれんやひきつけでさえ、体の何らかの異常や〝つかえ〟を修正するための回復要求に於ける変動であるという事なのです。

今一度申しましょう。『どんな体の変動、変調であっても、痛みや下痢、発熱などそれらは、その体の、現在に於いての最良の選択』という事なのです。

風邪とインフルエンザについて

近ごろインフルエンザが問題になっておりますね。インフルエンザと風邪は別ものです。風邪というのは冬の乾燥する時期に体が乾いたり、夏にエアコンや風などで汗を急速に冷やしたりすると、体が急に変調をきたし、せきや発熱、だるさ、などが起こります。このとき体は、急速に免疫力を落とすので、常時体の中に微量いる細菌やウイルスが急に繁殖します。この菌やウイルスが検出されてしまうので、風邪菌と言われるようになったのです。しかし私は、沢山の風邪の人を診て来ましたが、汗の内攻の処理や、体の乾きを解消する事によってみな治してきました。菌をどうこうしなくても、これらの処理によってすべての人がたちまち治ってしまう。わずか半日でケロリと治ってしまう人も沢山いました。菌が原因なら、こうはならない。半日で全快というわけにはいかないはずです。従って風邪は、細菌が原因ではない、と考えるようになりました。体が乾くと、むせるような咳が出るし、ひどくなると発熱する。発熱時は水分の吸収がとても早い。一気に乾きが解消されます。発熱は消毒以外にも、このような役目もあるのです。そして同時に、増えた体内細菌やウイルスも一気に死ぬから、一石二鳥なのですね。それから夏の時期の汗の内攻は、ヒューヒューと呼吸が苦しくなる体の変調が出る。この場合、多くは高い熱ではなく微熱と寒気を伴います。また、頭の疲労から来る風邪は、頭痛とめまいなどが起こり、冷たいものの摂り過ぎや食べ過ぎなど、消化器から来る風邪は、これも微熱と寒気、そして最後は下痢になります。つまり一般的に言う風邪とは、季節の変化や内臓の疲労などによって起こる『体の変調』に過ぎないのです。

もう一つはやはり心理作用。心による暗示的なものが、病気を作ったり重くする事は、風邪の場合もまた例外では無いのです。例えばここで一発ハクションとやって、あっ、風邪をひいてしまった、と心理的空想が起こると、それからゾクゾクと本当に風邪になって行く。しかし私のようにクシャミが出たら、あっ、体の疲れが抜けて行く、体が修理に入ったんだ、と知っている者には、それからどんどん元気が出て来る。クシャミを連発する度に、やっぱり最近疲れてたんだなぁ、でもこれで元気になる、体よ、ありがとう、としか思わない。これは咳でも同じ事。また、だるいとか発熱でも同じで、この両者の場合、この先少し今より重くなる事はあるけれど、体が良くなるための変調に変わりはない。しかし、これらの変調を、「悪いもの」と思っている人は、心理的な要因により、暗示的な風邪をひく事があります。また、お年寄りなどで、「かばわれたい、優しく扱ってほしい」という心理がある人は、小さな風邪を、しょっちゅうひいております。つまり風邪とは、先の季節の変化や内臓の疲労などによって起こる体の変調と、心理的な要因の2つが、複雑に組み合って起こる生理現象なのです。

さて、ではインフルエンザはどうか。これは確かにウイルスなのです。風邪とは違い、病原体が原因です。つまり、感染症なわけです。風邪とは根本的に病因が違います。しかし通常、インフルエンザが流行するのは決まって冬ですね。何故か？要するに体が乾いて免疫が落ちた時に繁殖するのです。普段の時は表面化する前にさっさと免疫細胞が処理してしまうのですね。つまり通常のインフルエンザというのは、弱毒型の弱っちいウイルスなのです。こんなものは、かかるならかかるで結構。少し体に外敵と戦う訓練をさせておけば良い。ワクチンや薬（毒）に頼らず自分の体に対処させれば、新しい免疫力を獲得します。外敵に対する処理能力を向上させられるのです。ウイルスは時間と共に次々と型を変化させますが、体が獲得した対処能力によって、それに合わせてより素早く応用し、対応するようになるのです。

将来、強毒型の鳥インフルエンザ（H5N1型など）が、大流行する事になるでしょう。これは、1918年に大流行（パンデミック）を起こして、全世界で7000万人が死んだスペイン風邪と同系のものです。通常のものと違い、猛毒で非常に危険です。先日、テレビに出ていた国立感染症研究所の研究員が、数年以内に99％ヒトヒト感染するようになる、人から人へ感染出来るように型を変化させて、必ずパンデミックが起こるでしょう、と言っておりました。ウイルスというのは、人間の1年がウイルスの1000万年分なのだそうですね。環境適応するために、次々と型を変えて進化していくのです。今のところ、鳥から人へは感染しない型のものが多勢ですが、数年以内に必ず人から人へと移れる型のウイルスが発生する、と、この国立センターの研究員は言っていました。数年以内に99％ですよ、なかなか大変な時代が数年間来そうです。人から人へ感染するようになると、パンデミックは避けられない。飛行機や電車、宅配便など、どこでも感染する状況が人と人とのコミュニケーションの中にはある。どんなに締め出そうとしても無理です。だから今のうちに通常の弱毒型インフルエンザにはかかっておく事です。いきなり強毒性にかかると、体がパニックを起こしてしまう。掛け算も割り算もルート計算も出来ないのに、いきなり微分・積分計算をやれと言われてもワケのわからないのと同じです。しかし、中等数学の因数分解くらい出来るようになっていると、少し頑張れば微分や積分も解けるようになる。これと同じで、弱毒型の弱いウイルスで体を慣らしておく必要がある。強毒型のインフルエンザに感染しても、全員が死ぬわけではないのです。当然の事ながら、免疫力の弱い体の人から参ってしまう。免疫力が高ければ、強毒型が大流行しても、必ず生き残る事になるでしょう。えっ？　ワクチン？　これは当てにはなりません。効くかどうかも定かではないそうですね。ワクチンの場合は、ウイルスの型が少し変わっただけで、もう効かなくなりますから。ウイルス全体に対する体の対処（免疫）能力の向上とは根本的に違うのです。型を合わせて研究しているうちに大流行してしまう。間に合わないのです。まあ、将来はH５N１などにも有効なワクチンが出来るかもしれませんが、するとそのうちウイルスが耐性してしまう。

しばらくは効きますが、ウイルスの方が、自分が生き残るために強くなってしまうのです。ウイルスというのは、本当に変化自在に環境（宿主）に合わせてしまうのです。従って、やはり自分の体の方が外敵に対応する免疫能力を上げておかねばならない。それ以外、根本的解決は無いのです。私の妻は、昨年インフルエンザをやりました。大いに結構、ぜひ自分の力だけで越えて、体に学習させなさい、と言っておきました。私も少しだけ気功して手伝いましたが、４日くらい咳がひどくて苦しそうでしたね。でも本当に酷かったのは2日だけ。５日目には殆ど治っていました。これで彼女は、H５N１の強毒型が大流行しても必ず生き残る一人になるでしょう。

まぁ、先の国立感染症研究所によると、この新型強毒インフルエンザに感染しても、死ぬ確率は、10～20％、つまり5～10人に１人という事ですから、免疫力さえ高めておけばそんなに心配はありません。あとはやはり、この場合も心が恐れない事ですね。ただし、さぞ苦しいでしょうね、このウイルスの場合。呼吸器不全を起こす性質のものですから。ですから、今から免疫力を高めて、しっかり防衛できるようにしておきましょう。

尚、今流行になっている豚インフルエンザも、弱毒型で、考え方は全く同じです。

春・夏の注意点

4月も半ばになると、暑かったり次の日は寒かったりと、気温の変化が激しくなります。すると決まって膝(ひざ)痛、腰痛、腰が抜ける、手足が痛むなどの神経痛が多くなります。また、体が重だるくなったり、せき込みや肺炎、頭痛なども多くなります。これらは皆、汗を急速に冷やしたために起こるものです。治療界ではこれを『汗の内攻』と呼んで、一時的な体の特殊な状態と位置付けます。汗を冷やすぐらい…と皆さんバカになさいますが、これは実は大変な体の異常を来たすのです。暑い日に汗をドーッとかいたあと、ヒューヒュー風に当たったり、エアコンで冷えた部屋などに入ると、急速に汗が引きます。これを発汗の中断といい、体の内部に『冷え』の状態を作ります。これは、非常に害のある状態で、汗を止めた影響が体の内部に病因として攻め込むので汗の内攻と呼んでおります。体のだるさや、腰痛を始めとする神経痛の多く、そして夏風邪の殆どは、この汗の内攻によるものです。

現在ではエアコンによる冷房がどこでも普及したため、大変これらの病状に苦しむ人が多いのですが、エアコンが悪いのではなく、汗をかいたときに一気に冷えた部屋に飛び込むのがいけないわけで、汗の処理をしっかりした後でならば、エアコンで調整した部屋で涼むのは何ら悪い事ではありません。もちろん、一日中など長時間はいけませんが、要するに自然ではあり得ないほどの急速な温度差がいけないわけです。ですから汗ばんだら、シャワーを浴びるとか、よく拭った後で涼んでいただければ問題ありません。

汗が内攻すると、まず胸椎の5番が飛び出します。更に慢性化すると、胸椎10番が捻れます。更に慢性化すると、腰椎の3番に異常が起こるのですが、これらの椎骨の変動を診ていると容易に体の状態が判断できます。

この時期は大変胸椎10番を中心に体が捻れる人が多くなるのです。これは腎臓の負担が多くなり、腎機能減退の型です。腎は漢方で言う先天の元気を司りますので、腎機能が衰えると疲れがたまりやすくなります。また眠りも浅くなり、朝起きてもドヨーとした感じが残ります。これが更に慢性化すると呼吸器（肺）に入り、ひどい夏風邪を引いたりします。ウイルスや菌などどこでも飛んでいるわけなので、弱っている体が原因なのです。

しかし現実にはスーパー・喫茶店・電車の中と、どこでも冷房をガンガンかけておりますので、汗を冷やさないといってもなかなか対処しきれるものではありません。そこで、朝起きたらすぐ、熱めのお風呂に入って汗をしっかりとかき、そのまま冷やさない特殊なお風呂の入り方で調整します。

朝起きてすぐ出来ないならば、午前中でもかまいません。それも出来なければ夕方でも良いのですが、眠る直前は不可です。眠る直前はシャワーで流すだけならＯＫですが、浴槽につかってはいけません。つかるのは「朝」（なるべく午前中）です。

そしてこれは大変に有効な方法ですので、一つ一つよくご注意されながら誤りなく行ってください。

朝風呂（午前中）の行い方

1　夜寝る前は入浴しない事。（シャワーはＯＫ。また、就寝1～2時間前ならかまいませんが、健康法としては使えません）

2　まずは普通に入浴します。次に一気に湯を足して、通常の入浴温度より2℃高くします。（1℃違うと想像よりかなり熱い温度となるため、温度計を用意したほうが良い）

3　最初の温度から冷めないように、差し湯をして、一定に保つ事。おへその少し上くらいのラインまでつかります。

4　5～6分、目分量ではなく、きっかり入る事。

5　あがった後が肝心。汗をしっかり出す事。体を冷やさない事。体を風に当てない事。扇風機、エアコン、すきま風に注意。暖かい部屋で乾いたタオルで丁寧に拭ってください。（30分くらい拭っているのがベスト）

6　汗が出てきたら、もう一度流しても結構ですが、その後冷やさないように注意します。
7　最後に冷たい水を飲んでおく事。一口冷たい水を口に含んで、しばらくすると口の中がネバネバになります。それから全部吐き捨てて、二口目からチビチビとコップに1杯分くらい飲むようにしてください。

朝風呂は年中通し、健康法として非常に有効です。

秋・冬の注意点

夏には何の音もしないゲタも、12月になるとカラン、コロンと鳴り響きます。これは空気が乾燥しているからですが、湿度計で見ても夏は80～90％、冬には30％以下と、3分の1近くに落ち込みます。このような時期になると「体の乾き（かわ）」という問題が起こってきます。水分は現代生理学では大腸のみが吸収する事になっておりますが、実はちゃんと空気から取り込んでもいるのです。夏は、あれだけ汗をかいて、トイレにも行くのに水はあまり飲んでいない、何故だろう…と思った事が誰しもあると思いますが、夏の空気は湿気だらけだから、普通に息をしていれば充分に水分は補えるのです。あとは少し口から飲むだけで良い。しかし11月半ばになると、急に空気が乾き出し、湿度も30％以下になります。このような時期になると、「体の乾き」による影響が顕著に出て来ます。まず、口元が乾く、たんがからむ、皮膚が乾燥してかゆくなる、体がだるくなる、コンコンという空咳（からせき）やむせるような咳がでるようになります。つまり、冬の風邪のほとんどは体の乾きによるものなのです。風邪は寒いと引くというのはウソで、寒いと風邪を引くなら、外で仕事をしている人は、みんな風邪引きという事になる。

さて、空咳やたんがからむなど、先のような症状が出だすと、胸椎の5番が飛び出し頚椎（首の骨）の2番と3番がくっついて捻れます。そうなると、ただ水をあわてて飲んでもトイレで出てしまうだけで、吸収できなくなります。飲んでも飲んでも口が乾くという人がいるのもこのためです。この「乾き」が更に慢性になると、胸椎10番が捻れ、腰椎3番（腰の骨）に異常が起こります。こうなると腎臓に悪影響が起こり、トイレが近くなったり体がむくみます。「むくみ」は一般的に、水分のとり過ぎのように思われておりますが、これも常識のウソで、人間の体は余分な水分は排泄して調節するように出来ております。むくみは、体が水分を出し惜しんだための現象です。すなわち「乾き」です。（肝臓病、腎臓病など、特殊な病気の場合を除きます）

この乾きが原因で腰痛や神経痛（各種）になる人が大変に多く、ここまで来ると、ご自身で対処は出来なくなりますが、11月ごろから2月頃に至るまでの「体の乾き」（水分不足）は誠に大きな注意点と言わねばなりません。

以下、対処法をお教え申し上げますので、先の症状に思い当たる方はもちろんですが、当院に通われる方も、治療効果を上げる意味でも、どうぞ実践くださいますようお願い申し上げます。（軽症の方は、以下の対処法だけで充分です）

対処法

1　普通にお風呂に入って肩までつかります（少しだけ熱めの湯にして、ゆっくりと入ります）。湯につかったら、すぐにひと口冷たい水を口に含みます。ネバネバになるまで、ふくんでおきます。（およそ1～2分）

ネバネバになったら吐き捨てて、2口目から同じく冷たい水をチビチビとコップに1～2杯分飲みます。あるいは氷をなめても良い。飲み終ったら、湯から上がります。（毎日行ってください。3月以降はやらない事）。ストーブで背中（特に肩甲骨の中心）を、あぶりながら前記の飲み方をやっても、同じ効果があります。ただし20～40分ぐらい時間をかけてください。（1日何回してもＯＫ）

2　薄味のラーメン、うどん、味噌汁、ソバ、お吸い物など、味がついていて、温かいものを積極的に召し上がってください。（ご自身が美味しいと思える温かい食べ物、飲み物なら殆どはＯＫ、お茶は飲んでも良いですが、効果を期待する事は出来ません）。11月、12月は特に有効。

3　1月、2月の特に寒い時期は、逆に冷たい水やお茶を、普段からチビチビとゆっくり飲むのが効果的。もちろん、お風呂での方法は併用すると良い。

4　辛い物、濃い味のもの、お酒はなるべく控える事。

5　もっとも速いのは冷水をかぶってしまう事。口から飲んでも吸収出来ない体も、皮膚からは速やかに吸収します。お腹にぐっと力を入れて「エーイ」と気合をかけて肩から冷水を一気に3～4杯かぶってしまう。その瞬間から咳も様々な症状もとまります（体に水分が満ちると、気力が出て活発になって来ます。ただし常用しない事）。しかしこれで止まらない場合は、軽いインフルエンザの可能性もあります。

体を温めると本当に病気は治るのか？

体を温めて体温を上げると病気が治るという説があります。これは本当なのでしょうか？

一般論としては本当です。しかし、外から補い過ぎれば、体の力は落ちます。体の本来の力が落ちていきます。つまり、人の手で手伝い過ぎると、体が手を抜くのです。例えば、毎日浣腸していれば、しばらくは宿便がきれいに出て、おなかの掃除になります。しかしそのうち、自分で排便する力を落とすのです。薬を入れないと便が出ない、という怖い事になってしまう。インスリンなどでも、糖尿病になって一時的にインスリンを体が製らなくなった時、外からインスリンを投与すると、もう体はインスリンを製らない。ますます製らない。「環境に合わせる」という体の本能がありますから、外から補うと、その分、手抜きをするのです。

しかし体温に於いても同様で、外から温めるのではなく、自家熱というか「内燃力」を高めていかねばならない。もとより、本来冷たい肉体が、36℃に維持されているのは自家発電のような「内燃力」なのです。しかし、外から温めようとすると自身の体温を上げる力「内燃力」を落とすのです。では、どうすれば良いか。それは「気力」を高める事に他なりません。すなわち、「心」です。

「気力」こそ自然治癒力、免疫力、内燃力の源なのです。ただ、S氏の本は、その自然内燃力を高める方法も記述してあるので、良い本だと思います。また、大病をして著しく体が衰弱した状態の時や、ご高齢の方には、そのまま健康法として使えます。ただし、心の問題をおろそかにして、食事療法や軽い運動だけでは効果はあまりありません。私のところに来ている患者も、その経験者は多いけれども、さほど効果は出ていない。二章を読んでいただいてお判りの通り、心が健康、不健康を左右するエネルギーの方が、圧倒的に強烈なのです。ですから、これから10年くらいは自然に、健康で生きて行こうとする方は、この問題に着目すべきです。

体が「活力」、この場合、免疫力、体温、と言い換えても良いと思いますが、この「体の活力」を落とす理由は、主に「心」と「生活環境」なのです。故にこの本は、この二つが最大のテーマになっております。

食事や軽い運動によって体の力を高めようとするのも良いけれども、心が意欲的、自発的になって行く事の方が、健康になるためには、はるかに重要なのです。これは数多くの臨床経験の中で私は悟った事です。ですから、体を温めて体温を上げれば病気が治るというのは、一般論としては本当ですが、心が前向きで意欲的であれば、という但し書きが必要であり、従って、「温めさえすれば」というのには異論があります。

健康生活を送る「コツ」

5章で健康体になるための実践法、よりハイパワーになるための技法(テクニック)をご紹介してありますが、ここでは日々の生活に於いて、健康生活を送るための基本をお話します。

まず、健康になるために難しい事は要らないのです。その最大のコツは、「体の要求に従う」という事です。つまり、お腹が空いてから食べる、眠くなってから寝る、動きたくなったら動く、休みたくなったら休む、寒くなったら温める、暑くなったら少し冷やす…このように、本能に従うという事です。頭で考えても意味がないのです。お腹が空きもしないのに食べれば胃は疲れて、毎日やっていればそのうち壊れるし、眠くもないのに床についてもなかなか休めるものではない。結局は眠くなってから寝ているのです。それに、本当に眠くなってから寝た方が深く眠れる。また、運動したくもないのに宿題的に運動をすれば体はくたびれてだるくなるだけです。本能に従わなければ、無駄が多いばかりでなく、時には壊れます。排便なども、毎日快調に出る人だって出張で息がつまる上司と相部屋になったら3日間とも出なかった、などというのはザラで、これが当たり前なのです。朝食は必ず食べましょう、と常識では言うけれども、食べたくないのに無理に食べればお腹が重くなります。食べたくない、というのは、胃が休んでいる、という事ですから、無理に起こせば大きな負担を胃袋に強いる事になる。もとより、人の体は、頭が緊張状態にあったり、ストレスなんかが多いと胃袋は働かないものなのです。人の体は機械ではないのだから、「規則正しい」という事に意味はありません。むしろ多くの場合、害がある。

人間の体の働きを大きく3つに分けると、消化器（胃や腸）、頭、筋肉になりますが、つまり、「食べる時」「頭を使う時」「体を動かす時」の三極に分けられます。そしてこれらは、同時進行は出来ないのです。食べた後、すぐに運動すると気持ち悪くなったり時にはめまいが起こりますし、考え事をしながらランニングをしても同様の事が起こる。また、食後すぐに考え事をしても今度は胃がうまく働かず消化が悪くなって、しばらくすると胃が重い事に気付く。このように、働きを分散する事は出来ないようになっているのです。気というか、血液の配分という言い方に替えても良いと思いますが、三極すべてにまんべんなく集中する事は無理なのです。「一時（いっとき）には一極」が原則となっている。これを慢性的に破っていると、そのうち体は必ず壊れます。無理がたたる、という事になるのです。だから、二極以上を同時に働かさない、という事が大切です。

もう1つは、食べてすぐ寝ない事。これには深い理由があり、説明するとあまりに紙面を要するので削きますが、とても大きなポイントです。食べたら2時間半は必ず寝ない。読書以外で、テレビでもポカンとして見ながら起きている事。もちろん、音楽でも良い。頭を使う事と、体を使う事は避ける。どうぞこれだけは守っていただきたい。欲を言うならばもう一つ、腹九分目、です。多くの方は、最後の一口か二口分だけ、多いのです。ご自身の食べる分量が二倍多いなんて人は殆どいませんが、一口か二口、もしくは三口分くらい多いのです。つまり満タンはよろしくない。90％か95％までで終えておく。満タンは非常に胃袋に負担をかけます。まあ、この最後の一口か二口が、実行するとなると難しいものなのですが、実際やってみると効果テキメンです。次の日から体が軽快になっている事が如実にわかる。約束します。

日々の生活上に於ける健康の「コツ」はこれだけです。以上の事をぜひ、今日からでも実践していただきたいと思います。

第4章

癌克服の急所

癌が消える

最近は癌になる人が本当に多いですね。身近な人の中にも一人や二人は癌になった人を誰もが知っている事でしょう。現在は、３人に１人は癌を経験すると言われていますが、このままでは、そのうち２人に１人、夫婦でいれば、どちらかが癌、なんて事もあり得ない話ではありません。私のところにも、癌になった人の紹介はとても多くなっております。特に最近、急激に増えています。年に40〜50人は紹介でいらっしゃるでしょうか…。

この間もこんな事がありました。その方は50歳の女性で、十年前からの付き合いです。と言っても、とてもお忙しい方で、数ヶ月に一度、疲れた時に来院される程度でした。その彼女が今年、悪性子宮内肉腫（癌）になったのです。肉腫というのは西洋医学（病院）では、癌の中でも最悪の位置づけで、進行性も強く、生存率もとても低いのですが、やはりその方も一ヵ月ほどでみるみるうちにお腹が大きくなり、そのころから慌てて毎週の治療（気功）に切り換えて本腰を入れたところでした。それから一ヶ月ほどして体に力が出て来ていたので、私は大丈夫、切らずとも良い、と言っていたのです。ただ、肉腫はじわじわと大きくなっていたので、一応、東邦医大で診てみる事になりました。が、東邦の態度はにえ切らず、切ると言ってみたり切らない（切れない）と言ったり、方針が二転三転し、結局3週間の入院の間、何もせず、うちでは技術不足である、との事で有明の癌研を紹介されました。この3週間の間でお腹はグングン大きくなり、大きなゴムマリを入れたような状態でした。東邦から出てきて癌研に移る前に一度私が診た時は、体の生きる力がしっかりしており、生きられる体か死ぬ体かを判断する急所である、後頭部や腹部第3に気がしっかり通っているので、私は大丈夫、絶対に助かる、死にはしないと申しておきました。その数日後、癌研有明病院に転院しました。有明の癌研病院は、国立癌センターと並んで、日本中の最も最悪の癌患者が多く集まっている所で、その技術も臨床経験も日本一との事ですが、ここでも切ると言ったり切らないと言ったり、二転三転したのです。結局、方針を決めるのに一ヶ月かかり、手術と決まったのはいいのですが、その時すでにお腹はサッカーボール位に大きくなっていました。まさに臨月さながらです。この時の病院側の説明は、切る事は切るが助からない、余命一ヶ月です、との事でした。それでも私は死なない、大丈夫、という自信がありました。体にちゃんと生きる力、生きようとする力、癌に打ち勝つ力が見えたのです。そしてその直後、手術日の直前に彼女は熱を出したのです。40℃の高熱…。私はこれを待っていました。体が高熱を出して癌細胞を殺しにかかったのです。しかし病院は本人や息子さんの懇願にもかかわらず、熱を下げる薬を投与しました。しかし、それでも、なかなか下がらず数日間40℃が続いたのです。するとどうでしょう、その直後のMRI検査で、肉腫の殆どが白くなって写らないのです。肉腫が壊死を起こしている、との事でした。癌研でも始めてのケースらしく、大ごとだと慌てていたようです。

しかし私はこれで助かった、と思いました。そのうち体の外に出てくる、医者が何と言おうと必ず助かる、と息子さんに話したのです。さて、手術日の当日、担当医や病院責任者との話し合いの結果、結局手術は出来ない、大きすぎて無理、という判断になり、お腹は切らず、何もせずに、ただ管（カテーテル）だけ入れてみたそうです。すると何と、死んだ肉腫の癌細胞が次から次へと汚物として流れ出て、それが12kgもあったそうです。その後お腹はペシャンコになり、少し硬い所があるものの、全く普通の大きさのきれいなお腹になりました。

その後、何度か見舞いに行き、その度に気功をしてきましたが、一ヵ月後には退院され、5km離れた自宅から、自転車で通って来るようになりました。

何故、癌になる？

癌予防に最も重要な要素、つまり、癌を考える上で大敵となるものは、悪い順から挙げると、

①癌を恐れる心、病気に怯える心
②免疫力の低下
③体の酸化

この3つです。放射線の被爆など特殊な場合を除いては、この3つに集約されると考えます。タバコなどもあれは、「悪いもの」と思って吸っている人にはとても害がある。しかし、「悪いもの」と思っていない人にはあまり害はありません。昭和50年代までは、成人男性の80%はタバコを吸っていた、それもニコチン10数㎎という今の1㎎の10倍の強さのものを。でも癌との因果関係はハッキリ見つけられなかった。医者があれこれ言い出してからですね、喫煙者が禁煙者より癌になる確率が何割増しかになったのは。医者が言うもっともらしい理屈を皆で信じてしまった。まあ、人はしょせん恐れる病気をやるのです。これを吸っていたらそのうち俺も癌になるだろうと思っている人は、ちゃんとその通り癌になれるのです。だから、ニコチンやタールがほんの少し、ほんのわずかばかりは関係があるかもしれませんが、医者が言うほどはビクビクしなくても良いのです。もっとも吸わないで済むなら吸わないに越した事はないですけど。

それから最近、癌になりやすい先天的DNAを発見出来そうだ…なんて新聞の記事を読んだ事がありますが、アホらしい…。百歩譲って仮に事実であったとしても、癌になろうがなるまいが、癌にうち勝つ力を体につけておけば良いのです。癌になったって治る人も沢山いるのですから。こんな説は人をおびえさせるだけです。

さて①の心の問題ですが…。これは第2章で詳しくお話しました。潜在意識が変革しないと、癌は治らないので、今一度ご確認をいただいてから、次に進んでほしいと思います。

要点を簡単に言うと、癌など普段は忘れている事。この後の②と③をそれなりに守っていたら、あとは癌など意識せず、普段は存在自体を忘れている事です。人はしょせん、無意識で恐れている病気をやってしまうのです。では、忘れるためのコツですが、これは癌の正体を見切ってしまう事です。知らないものであるから人は怖いのです。得体が知れないから恐怖を感じるのです。忘れようと思っても無意識の領域でフツフツと込み上げてくるのです。だから正体をちゃんと知ってしまう事です。癌は誰でも出来たり消えたりしていて、決して発生したら必ず大きくなるものではないのです。細菌やウイルスと同じで、免疫力、抵抗力のある体には増殖は出来ない生き物である事をよく理解する事です。

次に②の免疫力の低下。これも癌の大敵ですね。心の問題を除けば、肉体上に於ける最も大きな原因と言える免疫力の低下は、どんどん癌細胞が増殖してしまう。だから免疫力をいつも向上させておく事。では、どうするか。これは我田引水と言われるかもしれませんが、気功が一番です。これが最も勝れている。特急の速さで免疫力が上がってくる。ダントツで一番と言って良いと思います。いや、失礼、もう一つありました。それは楽しい事、ワクワクするような事をどんどんやって行く事です。動物は欲求を満たすために生きているのです。意欲が出て、その目的の達成のために体は活力を出すのです。体はそのように出来ているのです。だからヘトヘトに疲れていても、5万円もチップが出ると、とたんに元気が出てくる。この5万円で何をしようか、何を買おうかという頭の中で意欲が出てくるからです。だから病気の犬に5万円あげても何も変わらない。また、どんなに体がかったるくても、大好きな人が遊びに来ると急に元気になれる。従って法律を犯したり人に迷惑をかけたりするような事でなければ、自分の中でどんどん気が向くような事をしていくべきです。人はやりたい事があればこそ、元気を維持できるのです。しかし青春時代でもあるまいし、大人になるとそんなにワクワクする事があるものではないですね…。そこが問題なのですが…。まぁ、何もワクワクするような事が無い、という人はマメに2章の潜在意識活用法と、5章の健康術を行えば良いでしょう。

さて、最後の③です。

西洋医学（病院側）では、癌をはじめ成人病（生活習慣病）の殆どは体内の活性酸素が大きな原因の一つであるとしています。（これはもちろん、自然医学の立場の私共も異論はありません）つまり体の酸化です。平易な言葉で表現すると、酸化により体内の細胞や組織が、〝いたむ〟のです。空気にさらしておくと、お肉が〝いたむ〟のと同じ事です。細菌もウイルスもカビも発生しやすくなります。これは、肉体上、とても重大なことです。体が酸化する原因は様々あります。その大元は活性酸素（悪玉）と呼ばれるものですが、これは実に悪い形で正常細胞を傷つけるのです。この活性酸素が増大し、体を酸化させるものは、

・公害（空気・水）
・激しいスポーツ
・食品添加物（農薬含む）
・ストレス
・放射線
・紫外線
・吸った酸素の２％

以上が活性酸素を大量に発生させる原因です。これらが様々な成人病（生活習慣病）の大きな原因になっていると言うのです（現代医学の定説）。これでは病気になりますわネ。だって思い当たるものばかりでしょう！　その活性酸素が、癌の元になっていると言うのだから、つまり誰だって癌になり得るのです。

癌に対する心得

では、癌に対する心構えからお話していきましょう。

まず、癌は一度出来たら必ず大きくなっていくというものではないのです。必ず転移するというものでも決してない。癌は出来たり消えたり常にしているものなのです。小さなものは。これは癌専門医からも確認している事で、決して小生の我田引水ではありません。だいたい50歳も越えると、癌は誰でも出来たり消えたりしていて、体の中の免疫が、大事にならないようにちゃんと癌細胞と闘っているのです。つまり癌というのは、体の中に巣くうエイリアンのようなものでは決してなく、他の病気と同様、抵抗力の無い体、免疫力の落ちた体にしか繁殖する事の出来ない細胞なのです。

だいたい40歳も過ぎると、活性酸素が体内に増え、体が酸化しやすくなります。癌が好む体は酸化した体のみ。ですから中年以降どうしても癌が問題化するレベルにまで達してしまいやすくなります。だから癌を予防するには、大前提として、体の治癒能力を高めておくという事が必要になる。SODなどの酵素類で活性酸素を相殺しておく。気を高めて癌と闘ってくれる免疫力を高めておくという事が誠に有効な手段です。癌という病気そのものは、実はそれほど強烈なものではないのです。40〜41℃で癌細胞は死滅してしまいます。ですから、免疫力を高めるという事さえしっかりやっておけば何も心配はありません。が、ここにただしがあります。ただし心の問題が無ければの話しです。心に不安やおびえ、ねたみなどがあると、癌は誠に恐しい病気と化してしまう。不安やおびえなどのマイナスの心は現実に免疫力を落とすからです。不安やおびえが、癌と闘うNKキラーなどの免疫細胞が急速に減少することが最近ではわかって来ているのです。心（潜在意識）については、2章でお話しましたが、非常に重要なので、忘れてしまった方は再度ご確認ください。。

癌の正体

癌という病気が今から30年ほど前に急速に世間に知られるようになって、現在でも最も恐れられる病気に数えられながら、今もってその決め手となる解決方法が無く、またその患者数も増える一方で、人類にとっては悪魔のような存在になっている事実からすれば、この問題はかくも重要であります。癌の原因は、現在までに、ウイルス説、細胞突然変異説、DNA異常説、ホルモン異常説、果ては宇宙線刺激説まであり、様々な説が出て来ては消え、どれも説得力に欠くものばかりで、決め手となるものは現代医学をもってしても解明されていません。しかし東洋医学、特に整体法の世界では、その独特で体を全体から見る特殊な視点から、癌の正体について今から50年も前にある一つの看破をしておりました。それはカビです。カビは生体のどこでも繁殖し、酸化した組織（細胞）を特に好む。パンに生えるカビを見ていただいても判る通り、カビは酸化してきたものに急速に繁殖し、一見、細胞が突然変異を起こしたように見える。また、転移という癌特有の現象も、カビの性質を考えると容易に説明がつきます。現代人の体は、50年前に比べ酸化の度合が非常に高く、爆発的に癌が増えた時期と一致します。それは高度成長期に入り、食品添加物や工場排水による水や空気の汚染などなど、体を腐化（酸化）する要因が急激に増えたからです。癌は先進国だけの病気ではありませんが、森林の多いインドネシアやアフリカの奥地などは、先進国に比べて比率は圧倒的に少なく、死因としては下位のほうにあります。人体も、細胞から成る組織で出来ている以上、カビが生えるリスクは常につきまといます。最近になって、ようやくＳＯＤなる酵素が、癌治療に於いて急速に注目されて来ました。このちまたの本屋さんに行ってもＳＯＤ関連の本が必ず5～6冊は目にするようになりました。このＳＯＤこそは、抗酸化酵素、すなわち体の酸化を防ぐスーパーオキサイド・ジスムターゼなのです。今やこのＳＯＤは東京大学や京都大学など、そうそうたる病理学研究機関が21世紀の癌治療として現在、最も期待しているものなのです。

癌はカビであるが故に、酸化を好み、酸化度が少ない組織に対しては繁殖しにくく、また発生しても消えて無くなったりします。パンの例でも判るように、カビが生えはじめた食パンを、そのまま真空のボールに入れ保存すると、繁殖は急速に抑えられ、あるいは萎縮していきます。酸化は酸素によって起こるからです。ＳＯＤは、この酸化を強大な力によって押さえ込む性質を持っているので抗酸化物質と呼ばれます。癌はよく、出来たり消えたりすると言われる通り、それは癌そのものだけにその性質があるのではなく、体の酸化度の状態によってカビが繁殖しやすいか、しにくいかが決まるわけです。よく交通事故などで亡くなった人を解剖すると、20年も前に出来たらしい癌が見つかり、そのまま大きくならずにいた、などという例を聞きますが、これもそれを物語っています。カビにはいろいろあり、一度出来ると消えにくい、消えやすいという性質の違いはあれど、体の状態によって増殖か萎縮かが決まってくるのです。病理学上癌もいろいろな種類があり、性質の悪い癌もあればわりとおとなしい癌もあるそうですが、カビにもいろいろな種類があって、体に悪いカビが多い中にも、カマンベールなんて美味いカビもある。この点からも癌は人体に出来るカビであると裏付けられます。また、人間の体の中は免疫系において三すくみで力関係が維持されています。それは①細菌とウイルス、②微生物（白血球、リンパ球）そして、③カビです。これらは、どれも常に人体の中に存在しているものです。しかし三すくみのバランスがくずれ、一つの力が突出してしまうと生命が維持出来ません。細菌やウイルスは常に人体に入って来ますが、これを処理するのが白血球やリンパ球。しかし白血球が多くなりすぎると白血病になってしまいます。

ある大学で癌細胞に結核菌を植えつけて培養する実験をしたそうですが、何と、癌細胞が萎縮し、最後には死滅してしまったそうです。三すくみのバランスが裏づけられた形です。昔からアガリスクやメシマコブなど茸が癌に効く場合があると経験から知られておりますが、これも菌類だからなのかもしれません。ただし、カビには種類がありますから、すべての癌に効くわけではなく、ある特定のものに限るという事になるのでしょう。カビもウイルスや細菌と同様、人体に常に入って来ます。しかし強い細菌やウイルスが生体の中で勢力が強くなりすぎるのも生命の危険があります。だからこそ、人体に無害な自然の中に存在する抗酸化酵素ＳＯＤが、癌であるカビの勢力を押さえる最良のものと言う事が出来るのです。手術のすべてを否定するつもりはもちろんありませんが、しかし手術で全部きれいに撤去したところで、カビの生えやすい酸化状態をそのままにしていては、次の日にまた癌が出来ても不思議ではないのです。だから根本的な解決という意味で、体の酸化を防ぎカビに対する免疫力を上げておく必要が絶対にある。つまりＳＯＤは、酸化を予防するだけでなく体の免疫力を素晴しく上げてくれるのです。

このようなわけで、人体というものを、病理学的かつ物理的にとらえた場合、癌への特効薬は第一に体の酸化を止め、カビの繁殖を封鎖する抗酸化酵素、ＳＯＤという事になります。

次に、心理上の問題に目を移してみましょう。脳生理学上、不安とか恐怖とかストレスに遭うと、脳の中の松果体でノルアドレナリンという毒性を持ったホルモン物質が体内に放出される事が知られています。このノルアドレナリンが体を酸化させるのに一役買っています。故に、癌はやはり本人は知らない方が良いのです。癌と知って恐怖を感じない人はいないからです。癌は最近になり、かなり生存の確率があがった事は事実です。しかし、心と病気の項でご説明したように、いったん潜在無意識に入ったものは、なかなか変わらないのです。故に、癌の宣告は死刑の宣告に等しい。癌と聞くと誰もがすぐに死を連想する。それは今までの知識と認識があるからです。いったん潜在意識が、死と結びつくと、やはりその体は死に向かって急速に走り始めます。前にお話したドイツ軍の捕虜の話と同じです。私はまだ癌の治療はそれほど多くありませんが、小生の尊敬する整体法の創始、野口晴哉先生は数千人以上もの癌患者を診て来た方です。師のご在命中は今ほど手術の技術も進んでおらず、またＳＯＤなども製品化されていなかった時代でしたが、「癌は、本人が知らず家族だけ知っている場合は、みんな助けられた。しかし、本人が宣告を受けて知ってしまった人は、多くは死んだ」と言っておられました。心の問題とは恐ろしいものです。ここで余談ですが、多くの癌を治して来られた師が、その経験上、面白い事を言っておられます。「癌はねたみの化けたものだ、そして恐怖で進行する」と。ねたみとは人間の心の貪欲（むさぼり）から発生します。現代のように拝金主義、物質至上主義が、癌という病気を爆発的に増やした原因の一つなのかもしれません。

また、恐怖という心は、その命を一気に死に追いやります。心と病気の項でお話したように、暗示（潜在意識）にかかったものは、どうしても体はその暗示（無意識）通りに動くのです。だから癌になったら癌と闘うのはやめる事。癌と闘おうとすればするほど、逆に無意識は恐怖を感じる。死の連想を深めて行く。従って結局は死ぬ。逆に、まあいいか、生涯一緒につき合えば良い。大きくさえならんでくれ、と開き直る人は生き残る。本当は完全に忘れてしまうのが一番良いのです。しかしやはり本来は、癌になってから対処するのではなく、あらかじめ普段からＳＯＤで酸化を防ぎ、気を高めて免疫力で予防しておく事が重要です。

最後に抗癌剤についてです。癌である体かどうかは背骨にある胸椎の7番1側という所でわりと簡単に判断出来ます。体質という観点で言うと、みんな癌体質ですね。実際に出来ているかどうかは別として、素質という面で言うと殆どの人が癌になる素質を持っています。現代はストレス社会といわれますが、ストレスは免疫力を落としますし、カビの胞子は空気中のどこでも存在していて、常に吸ったり飲んだりしているのだから当然と言えば当然です。それが、胸椎7番1側という所に反応として出て来る。それでＳＯＤや心の問題について今まで申して来た事に注意をしていただかなければなりませんが、もし病院や検診で発見されてしまっても抗癌剤は私の立場では感心しません。体を衰弱させ免疫力を落とすからです。抗癌剤や放射線などをやるやらないは私は指示出来ませんが、しかし病院で癌が発見されると、手術が成功してもしなくても、結局は、抗癌剤か放射線になるのです。若くて先進的な目がある医師たちはＳＯＤを主張する人も多いようですが、なにせ縦系の社会ですから、白い巨塔という所は。古い頭の人たちの言う通りになってしまう。抗癌剤というのは、癌細胞も殺すが同時に正常細胞にも負担をかけるのです。要はカビキラーですね、あるいはクレゾール。これを飲んでいるようなもの。少し言い過ぎでしょうか…。しかし理屈は同じ。だから癌の末期は痛むのです、苦しいのです、人によっては文字通りのたうちまわる。感覚が全うな正常細胞を殺すのだからです。そのツケが将来必ず起こる。また解毒の臓器である肝臓の負担がはなはだしい。このようなものをやっていては肝臓が正常でおれと言う方に無理があります。

抗癌剤は、ハッキリ言えば毒なのです。毒性が強いから癌細胞が殺せるのです。そのかわり正常な組織にも大変な負担をかける。その結果、一番大事な免疫力を著しく落とす事になる。当院で診ている人も、医者がやれと言うのだからやらぬは不安、といって、抗癌剤をやりながら来院したいという人がおられます。医事法があるからやるなとは言えない、これを言ってはレッキとした法律違反で手錠をかけられてしまう。だから仕方なくそのまま施術します。しかし次第に肝臓反応点である腰椎2番の右が異常に盛り上がって来る。それはもう見る見るうちにものすごい変位と盛り上がりになる。変形と呼ぶにふさわしいほど異常にねじ曲がって来る。恐ろしいものです。結局は、こういう人たちを治す自信は私にはありません。抗癌剤や放射線の矛盾を病院の医師たちも知りながら、いつまでこのように患者を振り回すのでしょうか。良かれと思ってやっていることでしょうけれども、早く患者のために、新しい考えと技術に変わっていってほしいものだと願って止みません。

（本文は一般的な抗癌剤や放射線療法に対する小生の見解に基づく一般論であり、個人に対して向けられたものではありません）

病院に於ける検診の是非について

何度もお話して来たことですが、人間の体は異常が起こると自然に（自動的に）修復するように出来ています。肺のレントゲンなども、白い影が映るという事は、すでに体が肺の回復のためにカルシウムを集めているのです。そのカルシウムが影として映るのです。どこの細胞や組織でも、回復をする時や活性化する時は必ずカルシウムが多量に必要となります。体がそれを自然に行うのです。だからレントゲンで白い影が映ったら、すなわち治る力がしっかりとあったという事で、すでに回復中という事なのです。従って喜んでいれば良いのです。

肝機能障害とされるγ－GTP、GOTなども同じことで、これは血中の老廃物の上昇を示すものですが、疲労が重なったり低潮（調）期に入ると、一時的に肝機能は落ちます。しかしばらくすると、肝臓が血中老廃物が多くなっている状態を認識して頑張り始めるのです。少なくとも高潮（調）期に入ると肝機能はグンと活発になってきます。2～3年続けて検査してGTP、GOTが高いなら、少し肝臓が慢性的に疲れているな…と思えば良い。たまに行う一回きりのデータでは、映画の1コマだけを突然見ているようなもので、本当の状況は全くわからないのです。

癌なども同様で、体にカビ（癌）が生えれば、体が自動的に対処している。小さなものは、誰でも出来たり消えたりしているのです。免疫力によって――。癌は、知らなければ体が自然に対処して、多くの場合、問題が起こらないように消滅させている。しかし、知ってしまったら消えなくなります。恐怖やストレスが免疫力を一番落とすからです。また、マイナスに働いた潜在意識の問題も非常に大きい。本人が知ってしまったら癌はやっかいです。

このような理由から、小生は、人を不用意に病人になったつもりにさせる検査には否定的な立場をとっております。

人の体は、高潮期と低潮期が交互に来ます。生きている間、たえず集中と分散を繰り返しているのです。高潮期は、体の裡(うち)なる力が活発になる時。低潮期は、休息状態もしくは、たんたんと日ごろの活動を低位に行っている時期です。病気というのは殆どは高潮期に起こるのです。低潮期は、不摂生など体に良くない事でも飲み込んで溜めていくのです。だから低潮期には体はどんどん壊れて行くのだけれども表面化しない。つまり自覚症状として出ないのです。逆に高潮期に入ると、体の裡なる活動が活発になり、内部に何の異常も無い体は勢いが増して行く。また、内部に故障がある場合は、それを修正しようとする働きが起こる。低潮期の間にいろいろと不摂生をして来た体の場合、自然良能というか自浄作用というか、ともかく回復しようという働きが起こってくる。この時に痛いとかだるいとか、体が敏感になってきたための異常感覚が起こるのです。つまり自覚症状が起こったという事は、回復修正過程に入ったという事なのです。この事実を踏まえて考えると、普段私達が病気だと言っている現象は、果たして体の故障なのだろうかという疑問が起こって来る。体は自然良能として、体を修正するために裡なるエネルギーが活発になる時期を利用して、回復しようとしている。この時には、体の使用制限をするという事が非常に意味を持つ。つまり養生をするという事が回復をするための大きな大きな有効要素になるわけです。実は低潮期には、養生をしても使用の制限をして安静にしてもあまり役に立たないのです。高潮期の体の裡なる力が活発になるタイミングこそ、体がいやがることをしないという事が、大きなポイントになるのです。であるからこそ、高潮期に限って痛い、胃が気持ち悪くて食べられない、などの使用制限としての体の要求が起こってくるわけです。

逆に低潮期に起こる病気は（滅多にないけれども）死病です。死につながる病気、もしくは大変長くかかる重いものです。回復する場合でも、何年も何年もかかる。でもこれは実際には一生のうちに1回か2回、せいぜい3回までの稀なものです。ちまたで病気と称する自覚症状のほとんどは、高潮期における回復過程変動現象に他ならないのです。

癌についても全く同じ事が言えます。高潮期における癌は、勝つ事の出来る癌、撲滅する事の出来る癌です。腹部の第3というところに力がある人は、ちゃんと癌を対処出来る体なのです。逆にここに力が無く、頸椎の第2に弾力が無くなっている体に癌が出来た場合、これは死ぬ場合の癌であると判断します。これは殆ど低潮期に表面化する癌ですね。私が診ていて、癌の8割がたは高潮期のものです。すなわち治るべきはずの癌。ただし先の、心の問題が邪魔をしなければの話ですが。

こうして見ていくと、現在の段階では仮説ですが、次のような説が導き出されます。癌は高潮期の小さくなっている最中の癌が発見されるという事です。癌は低潮期に発生し、静かに大きくなり、しかもこの時は低潮期なので自覚症状が出ず、本人も充分健康だと思っている。そのうち高潮期に入った時、体の自然良能が働いて免疫力が高まって癌と闘い小さくなり始める。しかし、この時は自然良能のための体の変動現象が出やすい。故に、胃が重い、めまいがするといった自覚症状に見舞われる。それで病院に行ったら癌であると言われた。実は小さくなっている最中の癌なのに…。

皆さんも次のような人を少なからず聞いた事があるでしょう。

…このところ胃の調子が悪くて、吐き気や胸やけがする。病院へ行ってみたら癌がみつかった。昨日まではそれなりに元気で仕事もしていたのに、とたんにふさぎ込んで寝込むようになり、わずか２ヶ月足らずで逝ってしまった…。

だいたい、癌そのものが死に至らしめるのではないのです。ある臓器に癌が出来て大きくなり過ぎると、胃なら胃、肝臓なら肝臓の活動が充分出来なくなる。故に、活動不全に陥って死を招くのです。癌そのものが死を招くのではない。たとえれば癌は心筋梗塞のようなものです。心筋梗塞は、心臓の筋肉が徐々に死んでいく病気ですが、けっこう頑張って働いているのです。半分くらい死んでも、あとの半分ぐらいでちゃんとポンプの役目をやっている。だいたい３分の２が死んで残り３分の１だけになると、全身にくまなく血液を送れなくなり、いろいろな併発症状が起こって死に至る。あるいは心臓そのものが止まる場合もある。癌も理屈は全く同じ、癌そのものが直接体を破壊するのではないのです。あくまで活動の邪魔をしているというに過ぎないのです。

…昨日までピンピンしてゴルフにも行っていた人が、ある日病院の検診に行ったら、体中３分の１ほども癌が出来ていた。本人に宣告したら、とたんに元気をなくしてその日から寝込むようになり、わずか1ヶ月で逝ってしまった…。

これはあきらかに心の問題としか考えるより他ない。知らなければ知らないでもっと元気でいられたし、昨日までピンピンして働いていたのだから、きっとまだまだ体が自動対応出来るはずの癌だったに違いない。まあ、体中癌だらけだったということだから寿命20年は無理でも、あと何年かは充分可能であったに違いない。

こうして考えて行くと、癌検診というのは、いったいどのような意味があるのでしょうか?

どのみち癌は病院でもあまり有効な手段はないのです。手術か放射線か抗癌剤しかありません。他にもワクチンやレーザー照射、免疫体外培養などいろいろとあるけれども、どれも効いたか効いてないかわからないような決定打に欠くものばかりです。抗癌剤は先にご説明しましたが、放射線にしても同じこと。しょせんは免疫力をかえって落とす処置。免疫力を上げなくてはならないのに落としてどうするか。癌細胞を一時的に殺して、数値的に、あくまで表面的に治っているように見せているだけとしか思えない。となるとせいぜい初期癌に於ける手術ぐらいが有効ですが、しかし本当は手術で治るのではないのです。手術が終わったあと、医者が、これで癌が治りましたよ、良くなりましたよと言ってくれた場合、その解放宣言が治すのです。癌から解放されたという思いが、本当の意味での癌克服となるのです。もしここで、「とりあえず癌を全部とるにはとったが、今後も用心しましょうネ」

などと言われたら、また癌は出来るのです。実際には小さなものは出来たり消えたり誰でもしているのだから当たり前の話なのだけれども、これでは一生癌におびえながらビクビク生活する病人から抜け出す事は出来ない。これでは何をやっても、楽しみも喜びも半減してしまう。半減どころか9割減でしょう、たぶん。ただ死を恐れながら半病人として生きながらえてそのうち死を迎える、などという生き方にどれほどの意味があるのでしょうか。笑う事が癌に非常に有効という結果が出ておりますが、当然の事です。笑えば、生きる意味や望みが増し免疫力が高まる。逆に、ストレスやおびえが免疫力を落とすのです。

最近は本人告知が流行(はや)りのようですが、これを良しとする医者はヤブですね。心の問題を全く無視している。心と病気を分離して考えている。心が体に及ぼす強烈な影響を理解していない。体を、機械を直すのと同じように考えている。これをヤブと言わずして何と言うか。医学部6年間の大半を死体解剖ばかりやって死んだ人を相手にしているから生きた人の心がわからないのだと思う。生きている人の心が体に及ぼす影響が読めないのでしょう。先日も、ある人の奥さんが癌になった。状態的には大丈夫だと思ったから、宣告した医者に頼んで、治ったよとウソを言ってもらいなさい。まあ、今はウソでもそのうち本当になるのだから、と言ったら数日後、「ダメでした。医者である以上、ウソは言えない。事実を本人に伝えます。」ですと。ご主人も、「必死に頼んだのだけれども…。」と、くやし涙の様子でした。これはヤブ医者につけ加えてごう慢です。必死に家族が懇願する事に対して、聞く耳もたず、医師がやる事、言う事がすべて絶対だと言っている。人間として実に冷酷でごう慢な態度です。しょせん人は強い信仰でもない限り、死を受け入れる力はないのです。何をどう言ったところで死は恐いものなのです。死をはね返して元気に生きて行かれる人はいないのです。自分が癌だと知ってしまったら、滅多なことでは笑う事など出来ないものです。生きる希望など持てないものです。だから、やはり癌の場合は告知はまずい。いかに生存率が昔より上がったとはいえ、これは死刑か無期懲役の宣告なのです。これを受けて元気でいろと言うほうがどうかしている。心が沈めば免疫力は上がるはずも無いのです。信仰の場合、これをはね返す力となり得ますが、相当に熱心な信仰が必要で、癌になってから始めたのでは、まず間に合わないですね。

このような理由から、病院では本人告知という流れになっている以上、癌検診というのは全く意味のないもの、むしろ害があるものと私は考えております。癌告知は、生きる希望や生きていく上での喜びを著しく阻害するからです。癌に限らずどんな病気でも、治るためには本人の、「生きたい」という心の要求が一番大事なのです。ある実話をご紹介しましょう。

整体法の創始者、故野口晴哉先生の奥さんは、若いころ癌になったことがあります。癌になる少し前に奥さまは、待ちに待って生まれた初めての女の子を、4歳の時に事故で亡くしています。そのしばらく後に奥さまは癌になられたのでした。最愛の娘の死という失意の中で、生きる希望を失われた奥さまは、タイミング悪く癌になったのですが、その症状はなはだ重く、乳癌から体中に転移して痩せ衰え、腹水も溜ってお腹が膨れあがり寝たきり状態でした。もしこの時代に癌専門医なるものがいたなら、１００人が１００人とも半年以内に１００％死ぬだろう、と言ったに違いない、という病状でした。しかしこのような状況でも野口先生は、奥さまに初めのうちは気功も整体操法も何もしませんでした。数多くの癌になった人を救ってきた野口先生でしたが、生きる望みを失った状態で何をしても無駄と考え、一切手をつけなかったのです。そのかわり行ったのが次のような心理指導でした。…このような極限の状況で、奥さまが唯一楽しみにしていたもの、それは美味しい羊かんを日に数回、ごく少量ですが食べる事でした。他には何の楽しみも無い。それはそうですね、癌の末期で腹水が溜った寝たきり状態なのですから。ところが何と野口先生は、その羊かんを給士が病床に持って行くのを止めさせ、床の数メートル離れたところに置いたのです。奥さまにすれば、苦しくて長い一日の中で、唯一の楽しみなので、なんとかその羊かんを這って取りに行く。すると野口先生は、今度はもっと遠い所に羊かんを置く。その次は別の部屋へ、更にその次はテーブルの上に置く。それが出来ると次は戸棚の上に置く。それも出来るようになると今度は階段を使わないと行けない部屋に置く。このような繰り返しによって、本当は立てるんだ、歩けるんだ、という事を自覚させていったのです。そしてだんだんと散歩にも連れて行くようになり、外を見せ、公園を見せ、自然を見せ、共に語り、今死なれては困るという事を自覚させ、夫婦共にまだまだ生きて行きたい、という希望を引き出し、そして遂には癌の末期を完全に克服させたのです。野口先生の心理指導で、全身に出来ていた癌を完全に治した奥さまは、その後92歳まで長寿され、平成16年に大往生されました。…人は本当は、癌で死ぬのではないのです。人は生きる望みを失って死ぬのです。生きたいという欲求を失って死ぬのです。現在癌で亡くなっている人の殆どはそうです。癌が大きくなり過ぎて、どうにもならなくなるずっと手前で、気力のドロップアウトをしてしまうのです。癌だと宣言されて、「俺は死ぬんだ」という無意識に起こる恐怖や不安によって、生きる希望と気力を失うのです。心の「怖れ」とは、本当に恐いものなのです。

とにかく癌は40歳も過ぎれば誰でも出来たり消えたりしているもの、他の病気と何ら変わりがないという事。そして癌が発生しても、そのほとんどは体が免疫力によって、自然に対処していて問題はないという事。決してエイリアンでも何でも無いという事です。腹部第3に力がある場合は、癌にうち勝つ力が体にはまだまだしっかり存在しているという事。そして最大の急所は、その人の心が、癌などくだらないものに気を向けず、前向きに生きているという事。最後にそれらにプラスしてダメ押しに、癌が嫌がる体の内部事情にしておく。ＳＯＤ酵素や気功法で体を酸化させず活性化しておくという事です。つまり免疫力を高めておくという事です。これだけですが、以上のことによって、癌など放っておけば良い病気として小生は片付けられるものと断言し、また、そのように認識しております。

病院の現状と抗癌剤

第1章で、病院で出される薬の正体についてお話させていただきましたが、本章のテーマ、癌と関連する大事な話なので、少し補足しておきましょう。

薬というのは、聞こえの良い名前ですが、正式な名称は「毒薬」で、その実体は名前の通り毒物であり、体の異物であり、飲みつづければ害以外の何物でもなく、しかも現代新薬と呼ばれるあの白い粒は強烈で、それだけに副作用も多い。そして以上の事は、すべての薬剤師さんは知っている、認めている、だから薬剤師さんは極力薬を出したがらない、という事をお話しました。加えてお医者さんは医学部6年間で薬（毒薬）の勉強は一切せず、免許をとって現場（普通は大学付属病院）に入ってからようやくその使い方（処方の仕方）を覚えて行くだけなのです。薬剤師さんとは違い、薬理学も、生体に及ぼす本当の意味での作用も基本的な事は全く知らないのです。要するに製薬大会社が製品化したものを、そのガイドラインに従って何を出すか決めているのです。病名を決めたら、これとこれを出す、という基本的なマニュアルがあるわけです。それに従って、日本の場合、薬剤師さんが薬を出すのではなくて医者が薬を決めているのです。しかしこれは厳密には薬事法違反ではないかと私は思う。薬学部は6年間なのですよ。薬理と有機はあまりにも複雑で難しいから昔は4年でしたが今は

6年制になった。それを、薬理も生体作用も何も詳しい事を知らずに人間に処方するのは無謀です。だからアメリカでは医師は薬を決める事は出来ない。診断や手術はもちろん医師が行いますが、薬の処方は薬剤師にしか出来ないのです。医師と連携して、病名と病状をよく聞いた後、薬剤師さんが薬を出している。私はこれが当たり前だと思います。まぁ、それであっても毒物なのだからお世辞にも良いとは言えないが、日本よりはマシですね。

それから、製薬会社も製薬会社です。毒作用の応用が現代薬学の基本と知りながら、5年や10年の動物実験と、わずかな人にバイト料を払って試験データをとるだけで病院に売り出してしまうのですから、飲まされる方はたまらない。私の実兄は、漢方薬局を開業する前、ある製薬大会社のプロパー（営業マン）をやっていたのでよく知っておりますが、本当にここは問題が多い。製薬会社の金もうけ体質、利益至上主義は目に余るものがある。製薬会社にとって、病院や医師は「顧客」ですが、医師や仕入れの責任者に対する裏金や女の世話は当たり前、一番大切なはずの薬の「安全」も、かなりいいかげん。製薬会社は、「これ（薬）を飲んでいても、1年や2年は問題は起こらない。でも、10年後20年後どうなるかは知った事ではない。」というのが本音なのです。それはそうでしょう、10年も20年も生きている実験用モルモットはいない。それに、そんな先の責任は製薬会社から処方する医師（病院）に移っている。薬に関する病院の汚点、悪い面は製薬会社に引きずられている感があります。（まあ、製薬会社の全部が全部と言うわけではありませんが）。病院で使っている投薬のマニュアルは、その製薬会社が作ったものだから全く信用ならない、私には。

しかし製薬会社が製薬会社なら、病院も病院です。この前もこんな事がありました。30代の若い男性で、仕事で悩む事があって眠れない日がつづき、ある大学病院の神経科に行ったら、いきなり開発中の新薬を出された。指示通りに飲んでいたら精神がおかしくなってきた。それを飲むと血圧が急激に乱高下し、急にハイになり、それを飲まずにはいられなくなるそうです。軽い気持ちで病院に行ったのだけれども、不安になって私に相談してきたのです。医師によく聞いてみると、覚醒剤系の薬（毒薬）だった…。ついこの間、NHKのクローズアップ現代という番組で放映していましたが、今はあまりに安易に、うつ病患者に覚醒剤系の薬が処方されているのだという。神経科（メンタルクリニック）でよく出されるリタリンは、化学式（分子構造式）は覚醒剤と殆ど同一なのだそうです。あまりに危険だから覚醒剤は法律で厳重に禁止しているのに、なぜうつ病の人に安易に出すのか。覚醒剤そのもののリタリンでなくとも、神経科で出される薬の殆どは覚醒剤作用を持つもので、要するに濃いか薄いかの違いだけ。まあ、この手の薬はとても利益になる（儲かる）のだそうです。先の彼はこの手の強い部類のものを出されていたわけですね。だから飲まずにはいられなくなる。当たり前です。覚醒剤なのですから。それで飲まずにいられなくなったら（中毒症状）、すぐに入院しろと言われたんですって。効能の未知数な新薬ですからね。入院させればデータは取りやすい。でも、素人だから「おかしい」と思いつつも、巧妙な言葉で親切に思えてくるのだそうです。大学病院ですよ！これがっ。

最初は軽い気持ちで不眠の相談に行っただけのつもりだったのに…。気の毒に思いつつも、「何で最初にうちに来ない、浮気するからだ」といっておきました。

以前、ある代議士のご家族が癌になったのですが、その時病院で言われたのは、「抗癌剤は良くありません、放射線も勧められません、手術と免疫療法で行いましょう」相談を受けて私が不思議に思ったのは、当時（今もですが）癌になれば抗癌剤や放射線は当たり前なのですが、何故こうもハッキリ医者（病院側）がこれを否定するような事を言うのか。要するに医者自身は抗癌剤や放射線も良い結果が出ると信じていないのです。もう一つは訴えられないからですね。現実に抗癌剤と放射線の悪い面を丁寧に説明し、ベストを尽くしたなら死なれてもまさか国会議員の立場にある旦那やその家族が訴えるはずもない。しかし一般人は何を言い出すかわからないから医者としても慎重にならざるを得ない。どんなにそれが悪いものであっても、常識がそれである以上それをやらざるを得ない、というのがあります。また、昔から当院（うち）に来ている方で、ある大きな会社の創業社長で、数百億円は資産を持っている人ですが、昨年の夏、肺癌になりました。その半年前から私は、肺がおかしい、おそらく癌が出来ているだろうな、と知ってはおりましたが、からだ自体には力があり、本人が知らなければ自然とそのうち消滅するだろう、と思っていたので何も言いませんでした（この方はＳＯＤを飲んでいませんでした）。何度も申しますが、癌は恐怖の『心』が一番恐ろしいのです。不安やおびえ、恐れが、免疫力を一気に落とします。心と免疫力にはとても深い繋がりがあるのです。これは、我田引水ではなく、先日、テレビに出ていた有名大学の医学部の教授もハッキリ言っておりました。現代医学も認め出した、というのは事実です。

話を戻しますが、結局この人は「最近血啖が出るので検査に行ってみる」と言って、知り合いの医者がいる慶応病院に行きました。まあ、血啖が出るというのは一つの肺の掃除なのですけれども、本人が行くというのを止めたらこれは責任問題になる可能性があるので、私としてはこういう場合、何も言えないのですね。そしたらやっぱり癌だった。そして、この人の場合も、抗癌剤や放射線は全くやらなかった。勧められもしなかった。この方の場合も、これだけ社会的大物になると、仮に死んでも遺族が今さら五千万や一億欲しさに面倒な裁判を起こして医者や病院を訴えるという事はないのですね。だから医者も安心して本音が言える。結局この人は手術もせずに完全に治って、今も時おり通ってくれています。

こうして見て行くと、医師も病院も、すべてが悪気があるわけではないのですけれども、現実的には一般の患者には、多い少ないはあるけれどビジネスに利用されている面がある事は否めない。うちに来ている方が、何か大きな病気を宣告された時、私は必ず、病院を変えて3～4件は行く事を勧めています。すると、言っている事が全部バラバラというのがしょっちゅうあるのです。3つの病院に行ったら3つともバラバラ。すぐに切らなくては、と言われたり、いや、ゆっくり様子を見ましょう、と言われたり…。ひどいのになると、病名すらも全部バラバラという人も時々います。なんなんですかね、この差は…。

現在は多くの病院が赤字経営だと言います。国立、公立はもとより、私立も経営は大変なのだと聞きます。それじゃあ病院の都合によってどうするか違うのは当たり前です。切るのが得意な医者が多かったり、ベッドが余っていたら切りたがるだろうし、逆の状況の病院なら薬で済ませて通院という手を考える。いかに世のため、患者のためといっても、潰れてしまっては元も子もない。経営あっての患者であり、やむを得ない、という場合も沢山あるでしょう。が、中には本当に悪徳病院もあるのですよ。一応、一部である、という事を前置きしておきますが、患者を完全に喰い物にしている病院もあります。私が親しくおつき合いしている方で、ある総合病院の事務局長をやっていた人がいて、その人が言うには、「もうメチャクチャ。薬は一番利益率の高いものから出す。検査はもうかるから、何の疑いが無くても、2回は必ず行なう。いろいろ質問したりしなさそうな人には3回。ベッドに空きがあればとにかく入院させてベッドをうめる…などなど、当たり前のように行われており、一種のマニュアルになっているのだと言う」これがイヤで、男50歳で彼は、失業覚悟でこの病院を飛び出しました。あまりの事に、私が、「この病院が例外的ですか？　それとも他の病院も多くは同じですか？」と聞くと、「病院の運営はどこも苦しい。もしくは利益追求型。他のところを詳しくは知らないが、多分ひどいかマシかだけの違いでしょう」ですと。これは言ってみれば医療崩壊ではないのか。大げさですか？　でも私は真面目にそう思う。少なくとも、その始まりには違いない。まぁ、国税庁の発表によると、不正申告（脱税）の御三家は、パチンコ、ラブホテル、病院という事ですから、その理念が窺(うかが)い知れるというものですが、医者が強欲になると、必ず患者の健康は犠牲にされる。つい先日もこんな事がありました。

ある総合病院に行って検査をしたら3ヶ月後に再検査と言われた。理由は特に何も言わず、「少し疑問点があるので…」としか言わない。心配になって喰い下がって尋ねると、「マンモグラフィーが少し左右対称ではないので…」ですと。あのですねぇ、人間の体というのは厳密に左右対称で真っすぐなんて人はおらず、重心側というのはあるものなのですよ。脚の長さだって1～2㎝違うのは当たり前にあるし、写真で撮ると顔だって少しは歪みがあるものです。肺の大きさだって左右同じでは無いし、背中の筋肉のつき方だって均等ではない。マンモグラフィーは乳房のレントゲンですが、乳房が左右正確に対象でなかったらこれ異常ですか？　これは商売にされたな、病院を変えなさい、と言っておきました。検査というのは病院にとって一番もうかる仕組みになっているのですね。こういう例を私は山ほど知っております。まあ、検査を余分にやらされるだけなら、お金と労力が余計にかかるだけで大した実害は無いけれども、次の例は実に大変な、許せぬ行為です。

15年も前から通ってくれている人で、その方の妹さんが癌になった。あまり助かる見込みは無いという。その告知の仕方が問題。本人も知らない状況で、家族一同を集めて本人の前で告知…。これはもう楽しんでいるのではないかと思う。本人も含めて全員でオイオイ泣いて苦しんでいるのを心の底では楽しんでいるんじゃないかと思えてしまう。勤務医というのも労働と待遇は過酷だから、無意識に意地悪をしているのではないかと思えてしまう。週刊誌や人の不幸ばかり報道している昼のワイドショーを見ているのと同じ感覚です。もう一つは傲慢さ。一同集めて本人にも初めて人が最も恐れる癌を宣告するなんてのは、その心は、「さあ、今からこの俺がお前の運命を宣告するぞ、心して聞くが良い。」なんていう心理がある。無意識かもしれないが、心の奥底にはそういうものがある。つまり、神か裁判官にでもなったつもりなのでしょう。一昔前は、まだ思いやりがあって、まず家族に聞いて告知をどうするか決めていました。しかし今は告知があたり前になっている。慣れちゃったのでしょうね、人の不幸や死に。良心がマヒしてしまっている感がある。自分のかわいい娘や息子であっても同じ事が出来るのか。そもそも先にもお話しましたが、恐怖やおびえが免疫力を一気に落とす、という事を多くの医者が知っていながら、何故告知するのか？　自分は癌と聞いて恐れない人、おびえない人がいましょうか？　今まで通り、ルンルンと元気にゴルフに行ける人がいましょうか？　それなのにあえて告知をする。これは矛盾ではないのか。第一、人間というのは嫌いな人が上司に来たり、左遷させられるだけでメシが食えなくなったり胃潰瘍になったりするというのに、死ぬかもしれない癌と聞いて平然としていられる人がどれほどいるというのだろうか。だいいち、普通、良心を持って、おもいやりと優しさがあったら、まず家族に話し、本人がどういう人かを聞いて、心が耐え得る人か、耐えられない人か、そして告知をするならするで、どういう順序や形にするのかなどを家族と綿密に相談して決めるべきではないか。私なら家族に言うのも症状の経過を見ながら慎重に行うが、少なくとも告知をどうするか家族ぐらいには相談をして決めるというのは最低限のことだと思う。それを本人も知らないのに、わざわざ一緒に家族全員まで集めておいて、いきなり癌宣告するなんてのは意地が悪すぎます。あまりに冷酷である。まあ、告知してしまった方が医師や病院としてはやりやすいのです。ドン底につき落としておけば、「すべてをお任せします。何も文句は言いません、どうか最善を尽くしてください」となる事100％ですから。つまり、圧倒的優位な立場になれる。かくして、安く仕入れられて高く売れる抗癌剤が使われる事になるのです。抗癌剤というのは、その売価に対しての原価は、とても安いのです。中には高価なものもありますが、多くは利益率NO・1といったところです。放射線も同じ、一度機械を購入したら原価は殆ど無し。この二つは最高の稼ぎ頭なのですね。

最近出版された本に紹介されていましたが、独自に調査したあるデータがあります。「現役100人の医師に聞きました。あなたが癌になったら抗癌剤をやりますか?」に対する回答は99人がやらない、1人が考えるというものでした。次に「放射線は?」に対しては97人がやらない、3人が考えるという回答でした。まあ、この100人の中には癌の臨床現場と離れた整形科などの医師も含まれているので、1人や2人は抗癌剤と放射線の実体を理解していなかった事が考えられます。それにしても、「はぁ?」ですね。自分が信じられないものを人に平気で勧めたり処置できる感覚がわかりませんよ、私には。だから人の死に慣れちゃったのと、遺族との裁判になった時、モメたくない。というのがあるのでしょう。今のところの常識通りに、抗癌剤、放射線をやっていれば、「いや、私は常識の範囲内で最善を尽くしました」と言えますからね…。

お医者さんの苦しい立場も理解は出来るし、ある意味気の毒にも思えるけれども、人の命がかかっているのですからそれはそれ、これはこれ、です。

私が今日お話した事を皆様にご紹介(ある意味暴露)できるのも、私が現代医療(病院)の現場の人間では無いからですが、それ故に医師や病院の苦悩もわかるけれども、事実は事実として現代医療の実態をご紹介しておく義務があると思いましたので、このような話をしました。繰り返しますが、以上の話はすべて事実であり、いささかの誇張もない、まぎれもない真実なのです。

私のところには、家族ぐるみで通ってくれているお医者さんもいます。大学付属病院の勤務ですが、消化器科の立派な中堅の先生です。物静かで誠実な方です。だから、このように現代医療の実態、病院の真実をお話しするのはとても心苦しいのです。一人ひとりの先生方は、真面目で誠実な方も沢山おられる事でしょう。しかし総合病院という巨大な存在の経営のあり方の前には、一人の正義感など、まかり通らないのも事実です。

また、お医者さんの報酬は点数制だから、法制度にも問題がある。医師が親切ていねいに患者の話を聞いて、アドバイスしてあげても再診の場合、1時間で200円か300円にしかならない。会話だけでは点数にならないから、薬を出さなければこんなものなのです。当然、生活自体が成り立たないですね。これでは医師の正義感が育ちにくいのは当たり前です。だから法整備が悪い。病院もお医者さんも、本当は気の毒に思う面も多分にあるのです。

いろいろとお話してきましたが、最後に、薬も病院も現代医療も、人の役に立つ面ももちろん沢山あり、すべてを否定するものではない事を申し添えておきます。

尚、今回お話して来た内容は、小生の経験をもとに私個人が考える一般論であり、実際に病院に行く行かない、抗癌剤や放射線をするしない、薬を飲む飲まないなどの判断は、ご自身で決めていただきますようお願いいいたします。

癌克服の急所

では、最後に癌を克服するための急所として、まとめておきましょう。

前途の通り、整体法としての見方は、癌というのは体に出来るカビ（のようなもの）であって、決して得体の知れない出来ものでも無ければ、必ず大きくなって行くエイリアンのようなものでもないのです。酸化した体、免疫の落ちた体にしか生息出来ない生物なのです。一昔前は、細胞の突然変異かもしれない、と言われましたが、これも違います。未だにそんな事を言う病院もありますが、突然変異ではない。癌は正常細胞に巣くう微生物であり、そういう意味では、細菌やウイルスと同じで、増えすぎると困りますが少量なら、いつも体にいるのです。目に見えるぐらいの大きさかどうかは別として、誰でも体の中にいて、いつも微量にあるのです。しかも、体に対する害は微弱で、結核菌やコレラ菌、マラリヤなどのほうが、よほど強烈です。これらに感染すると、体は即座に高熱を出す。消毒殺菌を急ぐのです。危険度が高いから体の反応も早い。しかし、癌に対しては体は〝ノンキ〟なものです。そのうち対処すれば良い、と判断しているに違いない。何度も申しますが、癌細胞は熱にとても弱いのです。40℃でたちまち死んでしまう。自家熱の場合、体の内部はもっと高温だからです。ただ、体の状態が良く、気（体の治る力）が高まっている体はすぐに発熱を始めるが、相当鈍くなっている体は、その反応が遅く、かなり癌が大きくならなければ体が仕事（発熱）を始めない、というのはありますが…。それでもそんなにあわてる事はない。ちゃんとそのうち、死なないように、間に合うようには発熱を始めます。それまでは癌など体は放っとくのですね。いざという時には必ず勝てるスペシューム光線の如く必殺技を持っているから、熱に弱い癌に対してはとてもノンキなのです。

だから、体中が転移で癌だらけ、という人が、検査に行く前日まで、ゴルフやジョギングをやっていられたわけです。しかしある日突然、検査結果で癌と言われ、その日から何も出来なくなる。歩くのもしんどいとなってしまう。要するに「心」なのです。また、癌になったら「痩せる」というのも大ウソで、癌と宣告されるその日まで、ピンピンしていて、大いに食って太っている人など沢山います。それが、「私が癌」と聞いて、それから急速に痩せて行くのです。あるいは「私は癌かも…」と心配し始めると、痩せていくのです。つまりこれも、「不安」という心の仕業なのです。先日も私のところに来ている人が、検査結果が、「癌の可能性が高い」と言われて、それから2ヶ月の間で急速に痩せました。もうホントに急激、18キロやせました。その後再検査をくり返し、結局、2ヵ月後に、「大丈夫、違いました」と言われてから、また急激に太ってきました。なんで不用意に検査など行くかな、と思いましたが、まぁ安心しました。

癌患者を沢山診て来た新潟大学医学部教授で、免疫療法を提唱する安保先生によると、40歳半ばごろにもなると、癌は誰でも出来たり消えたりしているそうです。癌が出来たって、ちゃんと戦う免疫細胞（NKキラー細胞といいます）を誰もが立派に持っているのです。だから、「癌が出来る」ということが恐いのではなく、「出来た癌を消滅させられない」という事が問題なのです。癌は出来たって、免疫力が高ければ体が自動的に対処して癌を消すのです。今は、早期発見だから、半年に1回検診しましょう、なんて言われるが、安保先生によると、たった1日で1～2㎝大きくなったり小さくなったりする場合がある、しかも40歳も過ぎれば誰でも出来たり消えたりしている、という事ですが、それなら半年に1回の検査を10年も続けていれば、誰だって必ずそのうち癌が発見されてしまう、という事になります。10年も定期的に行っていれば、そのうち1回くらいは癌が出来ている時に検査に行ってしまう、という事になります。そして、現在は告知制だから、本人が怯える。怯える心によって免疫力が急速に落ちる。そして焦るから、癌を慌てて消そうとするから、すぐに見える形で癌が小さくなる事を求めると、抗癌剤になってしまうのです。抗癌剤は一時的に癌細胞を殺したり弱らせますが、正常細胞も傷めつけるから、必ず免疫力が落ちる。つまり、そのうち癌細胞が復活してくる下地を作ってしまうのです。長い目で見れば、抗癌剤が癌体質にしている、と言えるのです。もう1つは、医師や病院が、不安をあおって当人の活力や気力を落とさせるからです。

抗癌剤というのは、言ってみれば無差別爆弾なのです。癌細胞を、東京に潜入した１０００人の武装テロリストとすると、抗癌剤はドッカンドッカンと空から落とす1トン爆弾です。そのうち東京という街自体が廃墟になってしまいます。まさに東京大空襲。このたとえを、ある人が自分の担当の医師に言うと、「うーん、わかりやすい。でも廃墟になったら、そこから再建すればいいのです」と言ったそうですが、詭弁です。その廃墟を、癌は好むのです。家やビルが壊れた街を、とても好むテロリストなのです。それに体の「治る力」、つまり再建力が急速に落ちてしまうから復興が遅々として進まない。だから抗癌剤によって抜けた髪は通常抜けっぱなしでしょう。体はけだるいままでしょう。つまり再建してないからなのですよ、これは。従ってこの場合、爆弾ではなくて、ハイテクの武器を装備した警官や自衛官を増やさなければならない。これがＮＫキラーなどの免疫細胞なのです。体はこのような立派な免疫を、もともと持っているのです。しかも「熱殺し」という奥の手まで持っている。体の内部を変化させて、癌がいられない環境にしてしまうのです。心臓と脾臓には癌は出来ませんが、これは他の臓器や組織に比べて少し温度が高いからです。わずかに高温なだけですが、この両者には癌が住む事は出来ない。しかも、この奥の手の発動の際は必ず高熱。まさに一網打尽、根こそぎ殺してしまう。本当に頼りになる奥の手、必殺技です。

しかし、抗癌剤や薬が、その奥の手を封じてしまうのです。薬剤によって体が鈍くなってしまい、発熱できない体になってしまうのです。薬というのは殆どのものが、そういう特性というか、副作用を持っている。ましてや抗癌剤は、癌細胞を殺すためのものであるから毒性は強烈です。その毒を分解するのは肝臓であるから、肝の負担ははなはだしく、みな、肝臓が弱っていってしまう。肝臓が弱ると当然のことながら免疫力は著しく落ちる。これでどうやって癌に勝てと言うのか。

病院では、癌が出来ている所に集中して抗癌剤を入れると説明する事がありますが、これも詭弁です。体のどこからでも薬剤を入れた以上、血中と混ざり、血液と共に必ず体中に拡散される。必ずその作用は全身に及ぶ。手の先から入ろうと、足のつま先から入ろうと、体の中に入ったものは、わずか30秒程で全身のどこからでも検出される。ドーピングでも麻薬でも、鼻から吸おうと腕の注射であろうと、座薬のようにお尻からであろうと、数十秒後には全身に拡散されているのです。癌細胞の集まっている所に集中して抗癌剤を投与するから心配ないなんて、プロのくせによく言えたものです。投与したその瞬間だけ、わずか数秒（場所や薬剤によっては数十分）だけは、確かに癌細胞をピンポイント攻撃する。しかし、たったそれだけの時間でどれだけの癌細胞が死ぬと言うのか。それより全身に及んだ後、免疫力がどれほど落ちて行くのかを考えないのだろうか。わずか数ヶ月で、髪の毛が全部抜けるという、体の負担がどれほどのものかを考えてみると良い。抗癌剤こそが、まさに癌を恐ろしいものにしている最大の原因ではないか。先の安保先生は、「癌死は病院がこしらえたものだ」と、暗に著書の中で言っておられますが、勇気のある方ですね。まあ、氏の立場は国立大学の医学部教授だから、叩かれる心配がない。教授になってしまえば、定年まで教授の地位は安泰だから言えるのでしょうが、抗癌剤否定、検診否定、免疫療法推進、自然治癒療法賛同の急先鋒だから、私も大変尊敬しております。こういう方が現代医学界に増えて、癌や病気に対する人々の認識や価値観（社会通念）を変えない限り、病気は無くならない。一つ病気をなくしては一つ病気を生み出す事になる。病気はどんなものも、殆どすべての病気は、体の影響（体の異常）が恐いのではなく、心への影響が恐ろしいのです。心こそが、病気を10倍も20倍も重いものにしてしまうのです。だからこそ、はるか昔、「医」の先達たちは、「病気」と名づけたのです。従って、前々から申しているように、体の「生きる力」、「治る力」である『気』を高めておけば、という条件は付きますが、癌など無視して忘れてしまうのがよろしいのです。

※本書は、自然医学の立場から見た癌に対する考え方であります。本文は、筆者の本音には違いありませんが、検診に行く行かない、抗癌剤や放射線をするしない、などの最終的な判断は、ご自身でしていただきますようお願いいいたします。

それでも癌になってしまったら（対処法）

以上を丁寧に読んでくれた方たちは、癌に対してかなり気が楽になったでしょうか。だいぶ怖くなくなりましたね。でも、やっぱり、正直怖いでしょう。何故ならそれは、頭で理解しただけだからです。頭で理解したレベルは、単なる知識であって、実際には役に立たないのです。知識から知恵にならないと、実生活に生かされないのです。では、どうすれば知識が「知恵」となるのか。これが前の章でお話した潜在意識なのです。知識がこなれて、自分で「あっ、そうか！」と悟ると、潜在意識に入るのです。すると知恵になる。潜在意識こそ「知恵の場」なのです。しかし、今日、本書を読んだばかりの読者は、知恵になりっこない。明日には忘れて、また癌におびえている事でしょう。そこで、ここでも2章の「潜在意識活用法」を利用するのです。そして強引に潜在意識に入れ込んでしまう。

この章でお話したポイントに線を引き、声を出して読む。私の文章は「です」「ます」調ですから、これを「である」とか「…なる」といった断定調に書き換えて、そして声を出して読むのです。

紙に書く正式なやり方で行うならば『癌などバカバカしい病気だ。免疫さえ高めれば癌はすぐに死ぬ。そして俺はどんどん治って元気になる』という感じで良いでしょう。言葉は人によってイメージが違うから、ポイントさえ押さえていただければご自分の言葉で結構です。普段心がけると良い事は笑う事、楽しむ事。しかし癌と聞いて日常笑っていられる太っ腹の人はいないから、初めは気が向く事、好きな事をやっていれば良いです。要するに癌などなるべく忘れている事です。それから第5章の健康法をやっておく事。日に日に元気が出てくる事と思います。関東近県の方は気功を受けに来ていただくのが一番良いのですが、これだけでも私のところに来ている方はかなり良くなっています。本当に、医者がビックリするような経過を皆さん過ごされています。2ヶ月の余命と言われたのに、一年たってもまだ生きていて元気になって来ていたり…。

もう一つは先のSODです。癌細胞を抑える抗酸化酵素です。SODは一般的に分子量が大きく、人間の体には吸収できないものが多いようですが、これを人体に吸収出来るように丁寧に技術加工してある良心的なメーカーを捜し出し、普段から摂取しておくと良いでしょう。先にも申した通り、これは本当に重要です。よく調べてメーカーを選別してください。

最後に肝臓の補法。漢方で言う五臓の筆頭は肝臓ですから、これを強く元気にしておく事は免疫力向上の要です。肝臓が弱ると癌患者はみんな死ぬ。肝臓の状態で、まだ大丈夫か、もうすぐ死ぬかがわかるぐらいです。だから肝臓の活性化は心（潜在意識）の転換と、ＳＯＤに並んで重要です。温法（肝補法）をする場合は、キャスターオイル（ひまし油）を利用すると良い。漢方薬局などで、ひましオイルを買って来て、皮膚の上からたっぷり塗って、その上に布とラップを敷く。さらにその上に電気あんかを置いて寝る前に60分ほど温める。１週間行ったら、１週間ほど休む。この繰り返しです。日に日に肝臓がよみがえって元気になってきます。これは本当に素晴らしい療法です。このヒマシ療法は、ネットで検索するとすぐに出て来ると思います。

以上、心とＳＯＤと肝活性法、この3点セットで癌になった時の対処法は万事ＯＫです。これで、癌よ、さあ来い、ですね。

※２０２０年注釈――重曹療法が更に効果的であることがわかりました。拙著『イタリア人医師が発見したガンの新しい治療法』を是非お読み下さい。

癌が撲滅される日

癌は嫌な病気です。私も大嫌いです。気功や施術を頼まれるたびに嫌な思いになってしまいます。

癌という病気そのものは、今までお話したように、難しいものでは決してありません。しかしやはり癌は治りにくい病気である事は事実です。その最大の原因は、人の社会全体に「癌は恐ろしいもの」という認識によるものです。いわば集団催眠にかかっていると言っても過言ではない。かつて天然痘が死病だった時、擬似天然痘の人が沢山出て来た。結核が死病だった時は、実際は結核でないのに擬似結核症で死ぬ人が沢山いました。病気をあまりに恐れるその心が、体をそのように変化させるのです。癌専門医に聞いた話ですが、やはり癌も、真性癌と癌もどきがあり、確かに何か組織に変性があるものの、これが癌だか何だかよくわからない症例が大変多いのだと言っていました。組織の変性など老齢化すればあたり前の事で、皮膚のイボや魚の目と同じ事で、内臓に出来たイボや魚の目が癌とされてしまっているケースは誠に多いのです。また、たとえそれが進行性の真性癌であっても、その集団的無意識による〝恐れ〟が、癌を治らないものにしてしまっている事は間違いありません。つまり癌が恐ろしいとされる最大の原因は、「癌は恐い」という社会風潮にあるのです。その主催者は主に病院や医師たちですが、彼等にしても多くは悪気は無いのですからいたしかたありません。これは現代人の業(ごう)と言っても良いかもしれません。あと20年か30年して「癌なんかほっとけばいいのよ、たいした事ないわよ」という風潮が社会の全体に生まれた時、本当の意味で癌は撲滅に近いところまでいく事になるでしょう。

今までいろいろと病院や医師たちの悪口を書いて来ましたが、もちろん、私もそんなこと言いたくはないのです。現代医学にも良い所が沢山ある事は認めています。医師の中にも、患者のために一生懸命精進している先生が沢山おられる事でしょう。現代医学の欠点や矛盾をかかえながらも、日夜頑張っておられる立派な先生も数多くいらっしゃる事でしょう。その方たちに深くお詫びしながら、あえて癌に対する現代医学の過ちを指摘するのは、こうでもしないと癌を恐れる人々が癌の呪縛から解かれないからです。私もまた、癌専門医の方々と同様、癌を撲滅したい。その願いに変わりはない。ただその見方、考え方が根本的に違う事は今はやむを得ません。しかし、癌もまたいつの日にか撲滅される時が必ず来るでしょう。かつての天然痘がそうであったように、技術にたよらず、からだ本来の力によって。

一日も早くその日が来る事を願いつつ、次の時代のために非力ながら、私なりに一つ一つ小さな種をまいていくのであります。

第5章

朝10分の健康法・気功術

この章では、『自分で出来る健康法・気功術』をご紹介します。

私が技術の中核として治めた均整法は、療術としてとても優れたものではありますが、他動法（施術者が被施術者に施す2人で成される方法）が殆どのため、自分一人で健康になる、自己を改革する、という事が目的の本書としては主旨と合わないので、残念ながら今回は割愛します。均整法の深い技術を望まれる方は、次の機会を期待いただきたいと思います。

さて、以下の自己健康法は、とても簡単ですが、誠に優れたものと自負しております。論より証拠、実際にやってみれば1ヶ月でその効果を解し得るでしょう。2章の潜在意識革命と併用なされば、一大変革が起こること間違いありません。どうぞ1ヶ月後の自分を楽しみにして、頑張っていただきたいと思います。

朝10分の健康法

いくつかの健康法を、朝10分間で出来るものとしてセットにしてご紹介します。もちろん、それぞれ単独でご自身の好きなものを行っても効果はありますが、一連の流れとしてセットで行う方が効果的です。

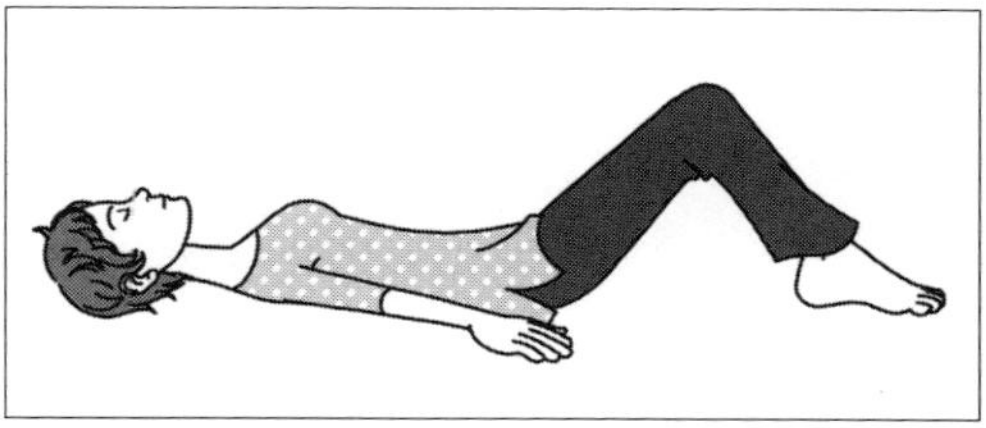

① まず、朝起きたら掛け布団をはいで、仰向けになったまま膝を立てます。

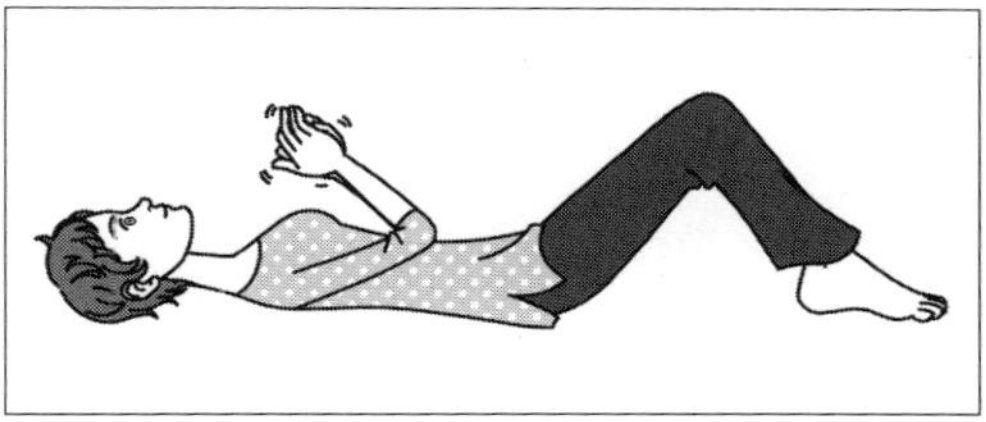

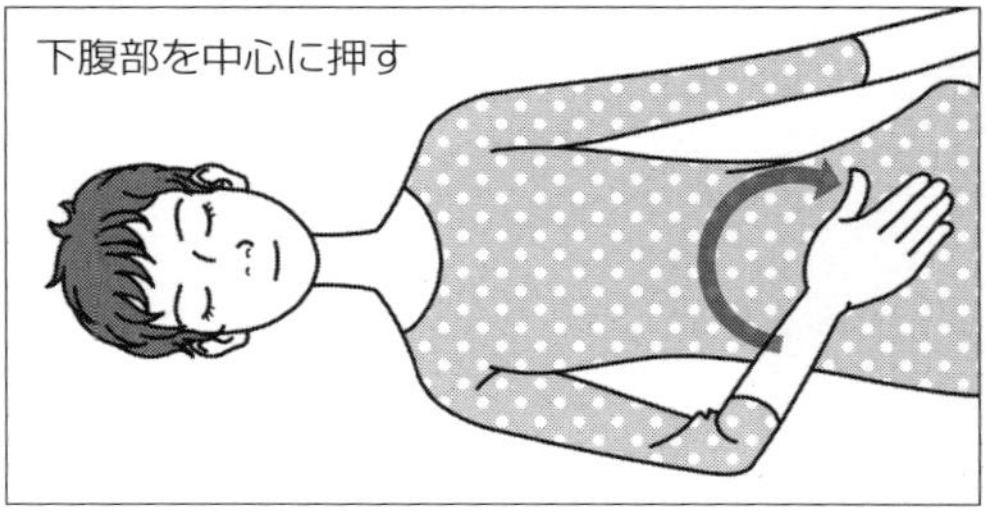

② 両手を素早くこすり合わせ、手を温めてからお腹を時計回りにさすります。

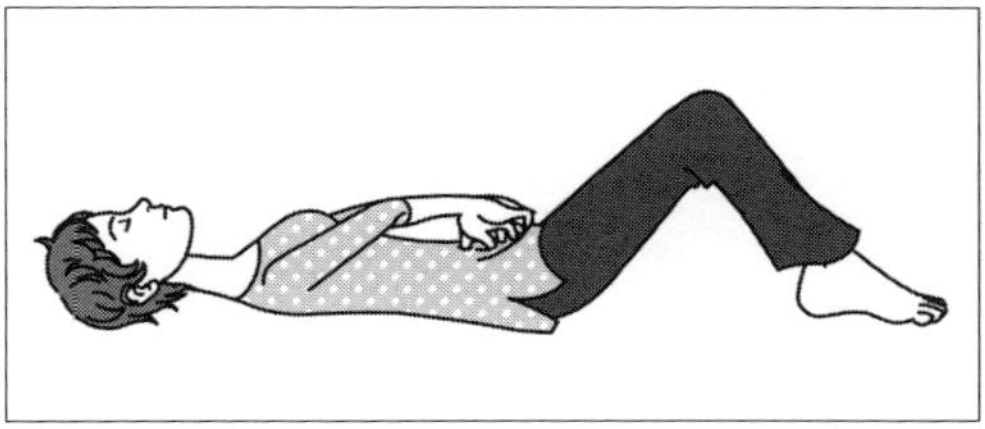

③ 適当な回数をさすったら、お腹全体をよく揉みます。

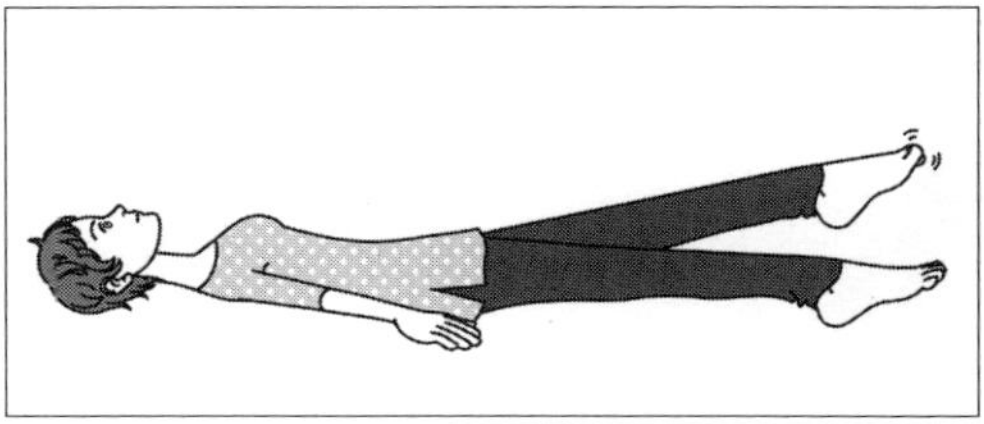

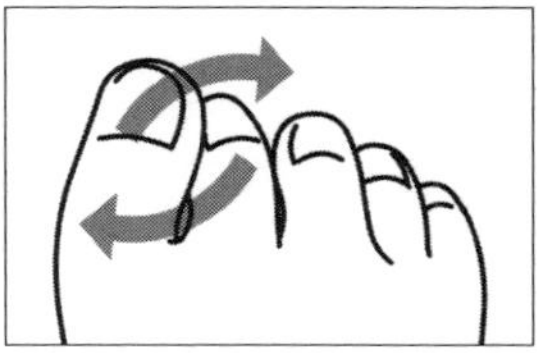

④ 両脚を伸ばし、片脚だけを 20 cmほど持ち上げ、足の親指と人差し指を交互にこすり合わせます。20 回くらいこすり合わせたら、脚を下ろし、反対側も同様に行います。

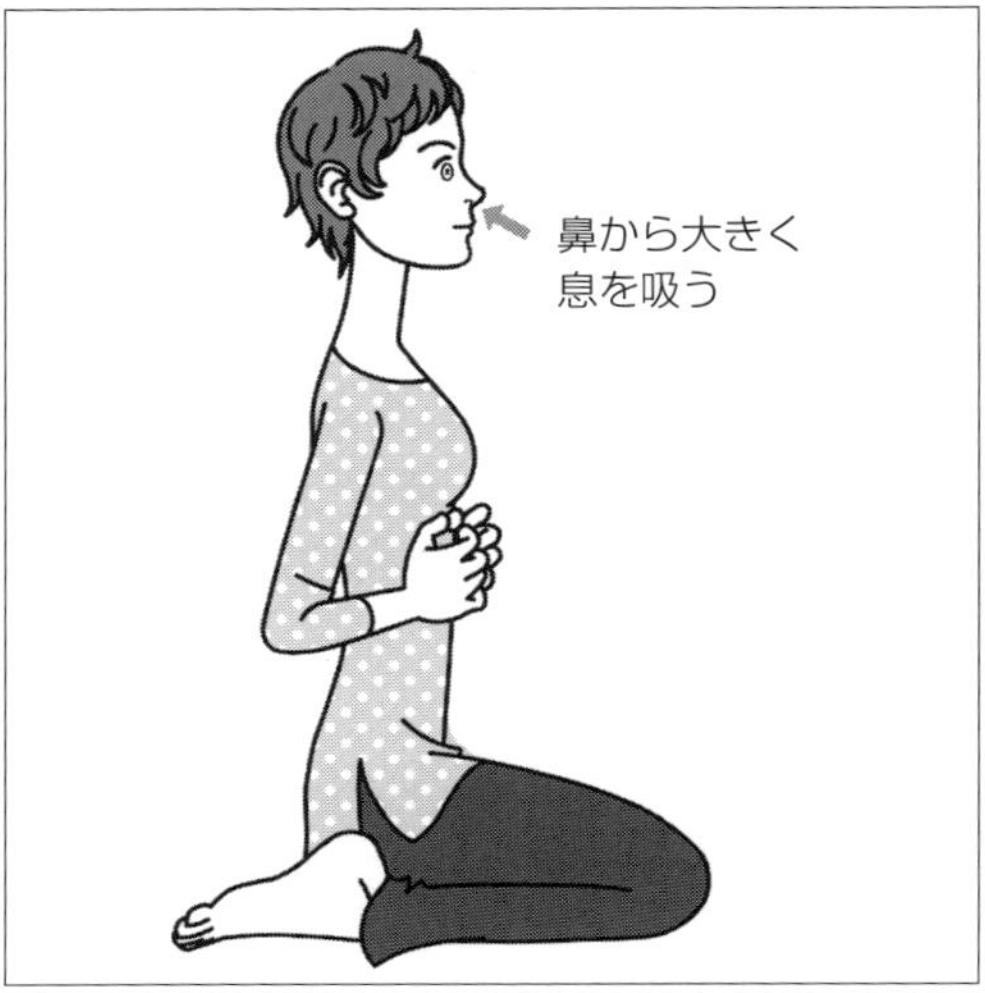
鼻から大きく
息を吸う

⑤ 一度うつぶせになってから起き上がり、きちんと正座します。みぞおちに両手先をあて、四指で軽く押しながら息をハーっと吐いて上体を前に傾けます。
吐き切ったら、鼻から自然に息を吸い込みながら上体を元に戻します。3～5回行います。

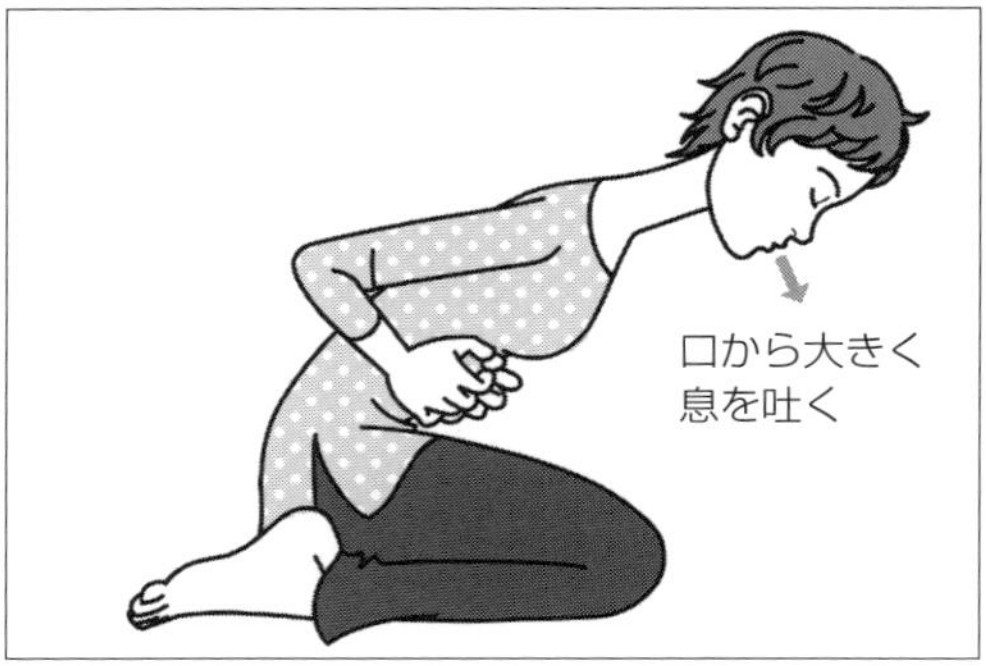
口から大きく
息を吐く

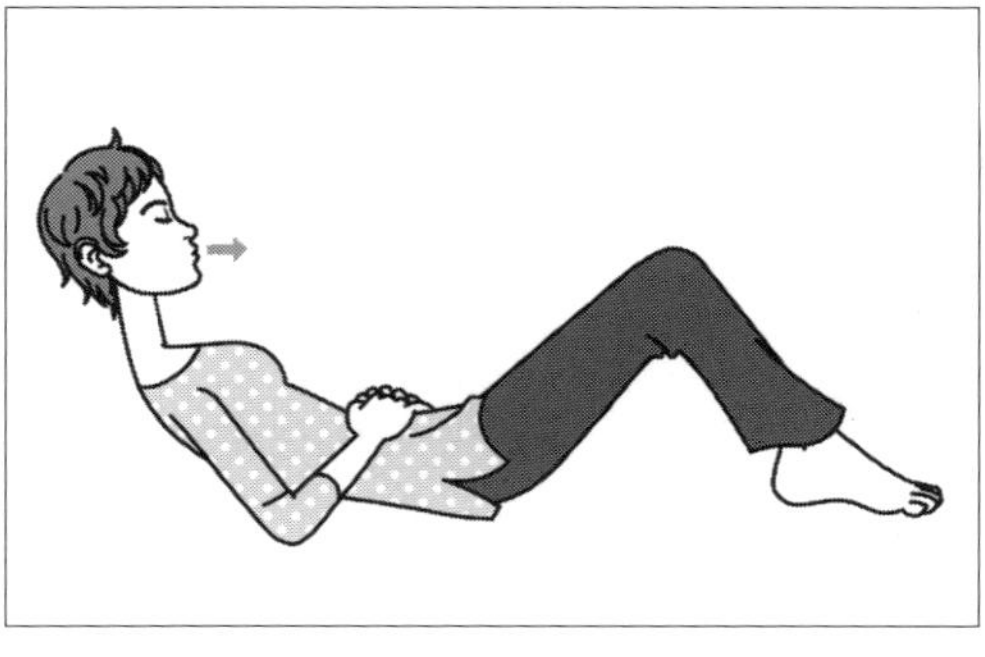

⑥ もう一度仰向けで寝て、両膝を立てます。下腹に両手を置き、大きく息を吸い込んで、肛門をギュッと締め、ハーっと吐きながら頭を30～40㎝ほど持ち上げます。
2～3回行います。

朝10分の気功術

前述した健康法で、日に日に、みるみる元気が出てくる事と思いますが、次にご紹介するのはさらにパワーアップして『気力』を高める「気功術」です。これは朝の健康法に続いて行って良いし、1日のうちで気が向いた時にいつでも行って結構です。気力が高まれば必ず運も良くなります。運というのは天から勝手に授けられるもののように考えている方が殆どですが、そうではありません。運は「体の勢い」で決まるのです。体が衰えてくると気力が萎える。気力が落ちると運もてきめんに悪くなって行きます。泣きっ面にハチ、ということわざがありますが、気力が落ちてくると次から次へと不運を自分で招いてしまうのです。反対に、体の勢いが増して気力が充実してくると、幸運が次から次へと舞い込んで来る。実は、運というのは、自分で決めているのです。ご自身が招いてくるのです。だから、この方法によって気力を高めて行くと必ず体の勢いが増して来る。従って、運もきっと良くなって行きます。もちろん2章の潜在意識活用法を併用すると、さらに倍増されてパワーアップするでしょう。

前述の健康法の⑥を行うか、次にご紹介する立ったままの呼吸法を行います。中村天風先生のお好きなクンバハカの応用です。

肩幅に脚を開き、肩の力を抜いて、両手を図のように大地を抑え込むようにし、大きく息を吸い込み、肛門をギュッと締めて、膝を少し落としながら上体を少し前に傾け、ハーっと大きく息を勢いよく吐いて行きます。

吐き切ったら肛門をゆるめ、ゆっくりと鼻から息を吸いながら脚を伸ばし上体を起こします。2~3回繰り返します。

気功術の基本は丹田呼吸法であり、また、その応用も丹田呼吸法であるので、前述の方法で充分といえば充分なのですが、両掌気功術もご紹介しておきましょう。

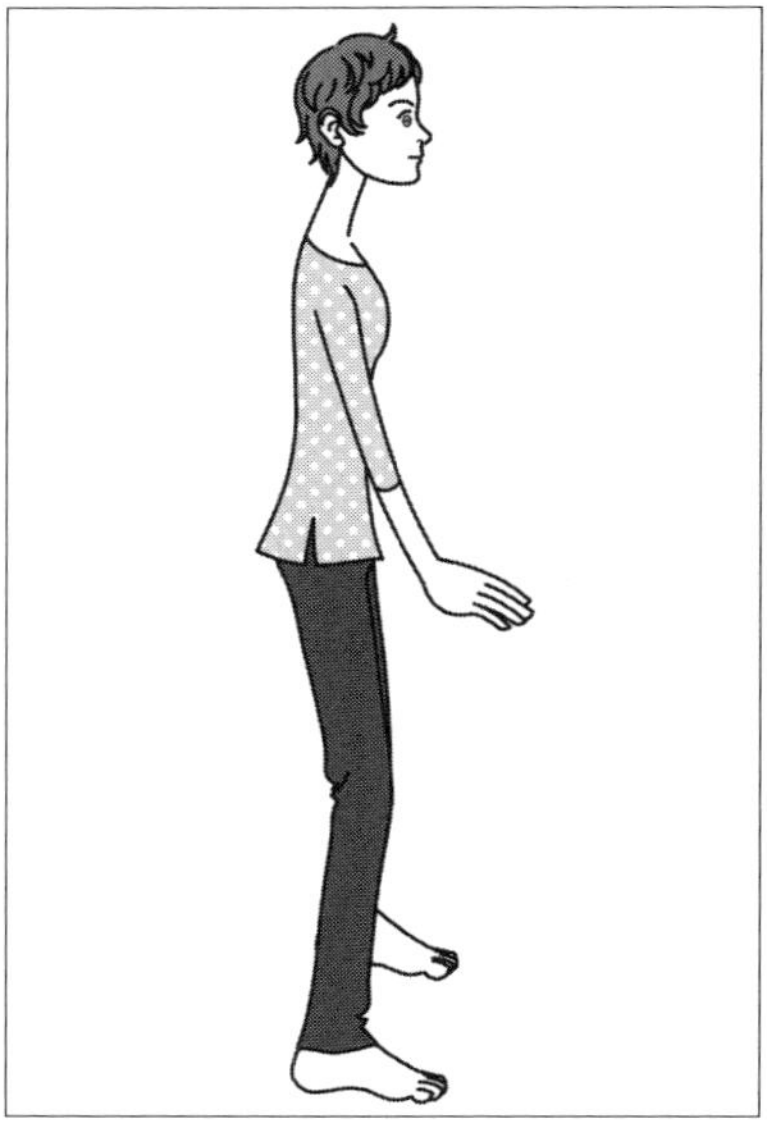

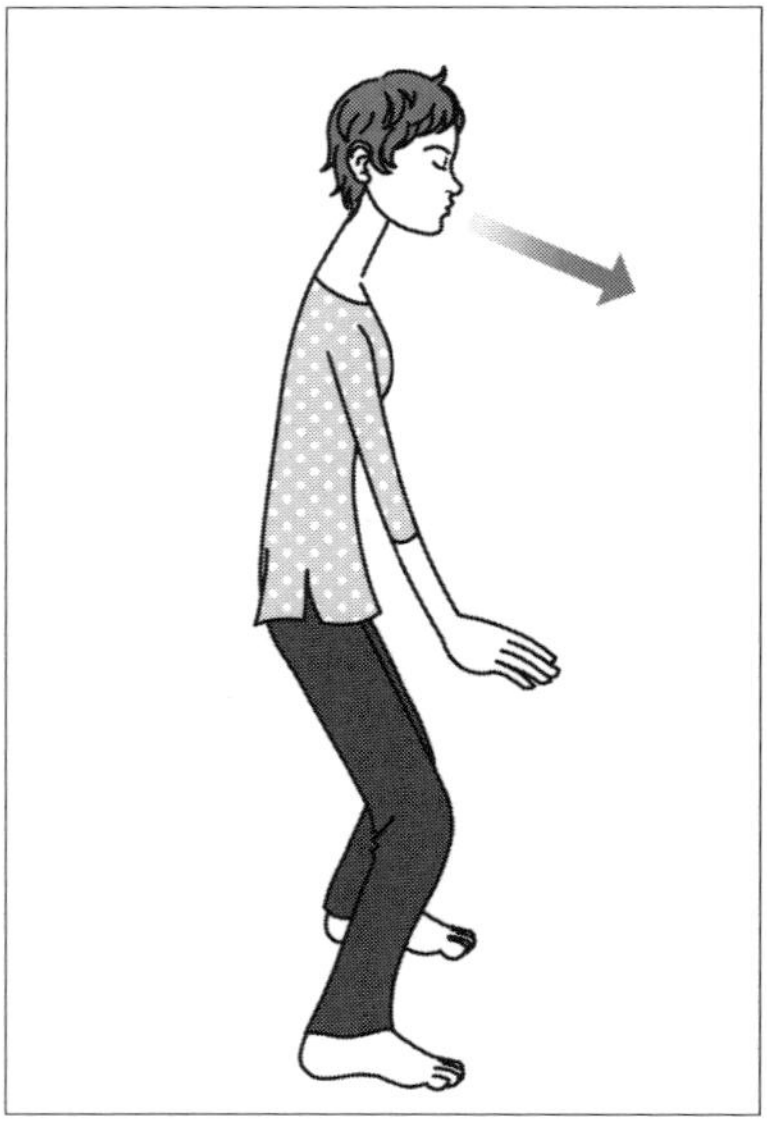

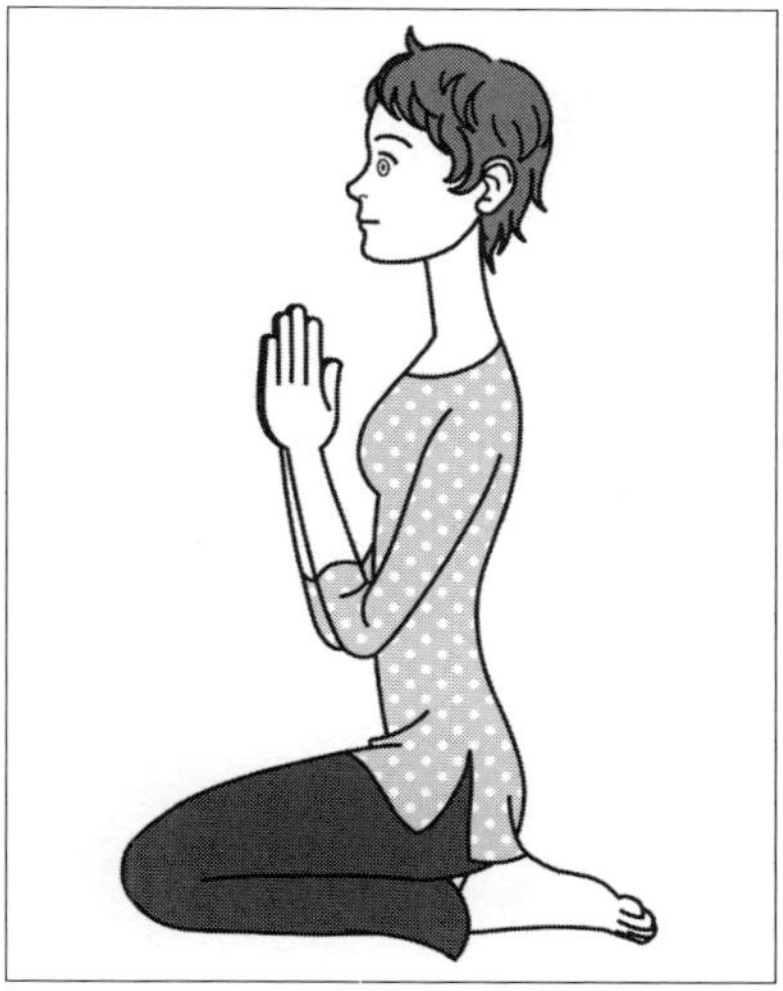

① きちんと正座して、背筋をぐっと伸ばし腰をやや反って、肩の力を抜き胸の前で合掌します。

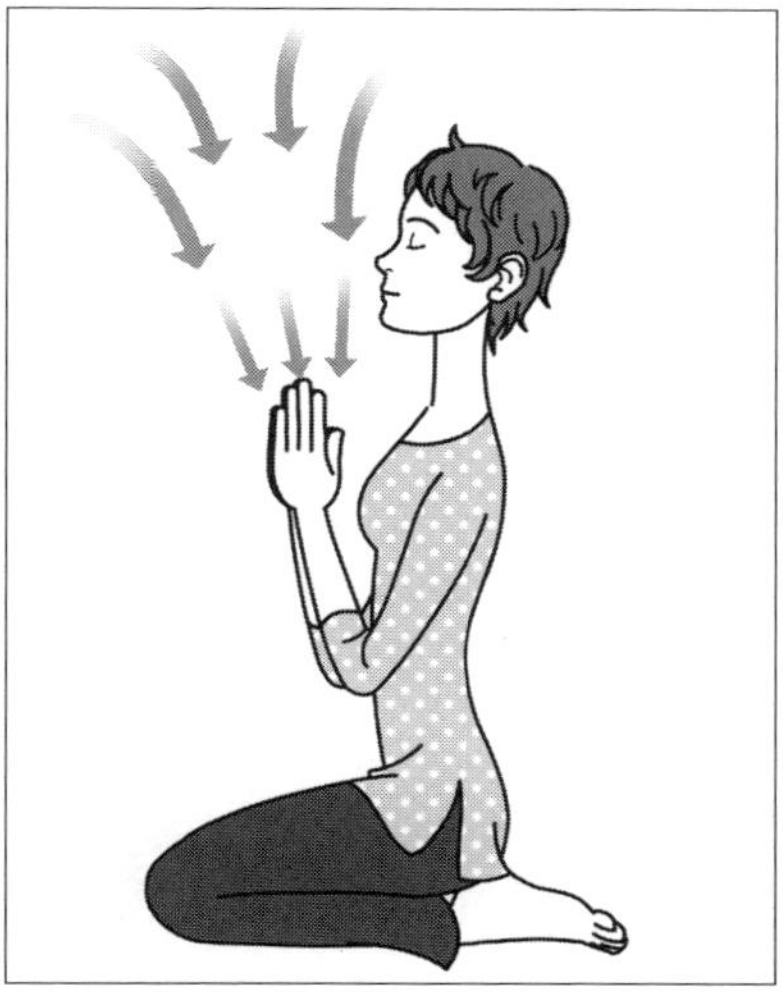

② 肛門を軽く締め、両掌の指先から息を吸い込みます。（イメージでOK）

③ 大空の気を取り込むかの如くをイメージして、大きく息を吸い込み、吸い切ったら今度は細く長く、両掌の指先から息を吐き「気」を大空に戻します。

5～10回、繰り返し行い肛門を自然に戻して終えます。

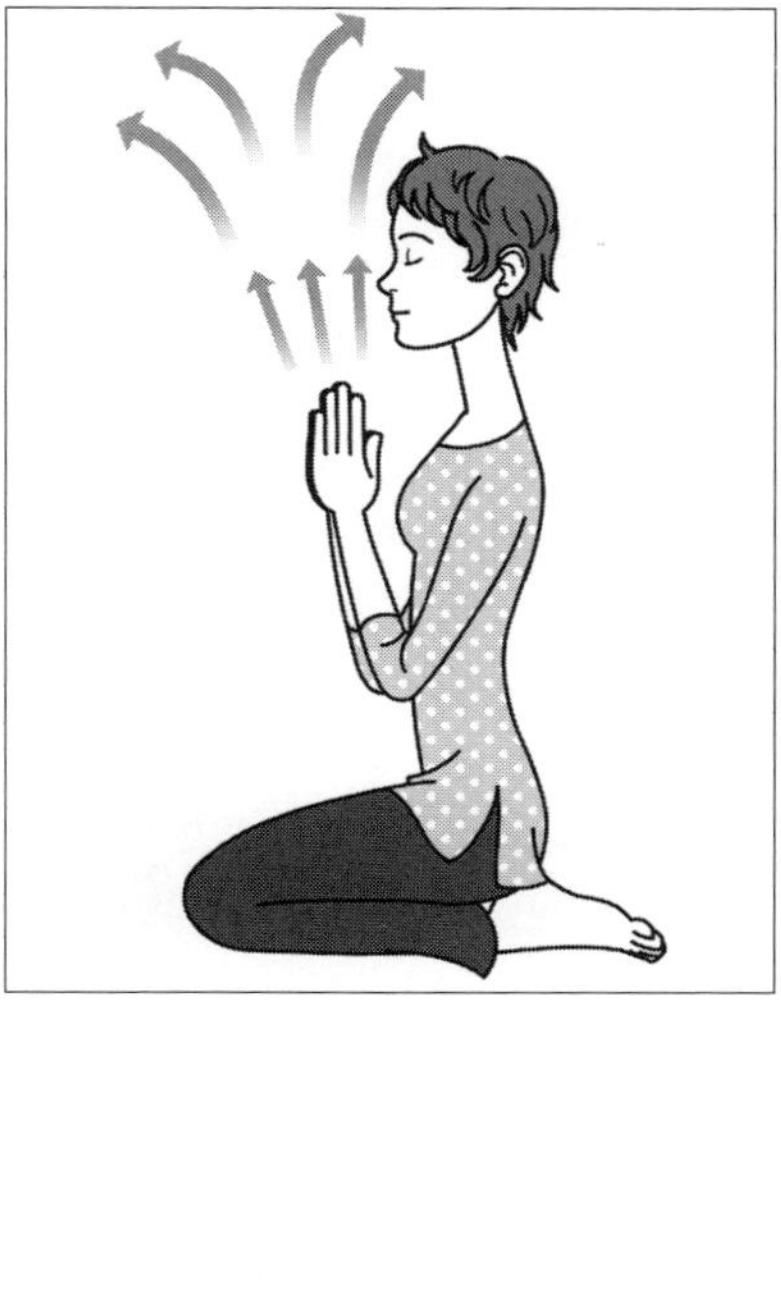

脳をクリアーに、ストレスを飛ばす方法

次に頭の疲れを取る方法、ストレスを抜く方法です。

①両眼の真ん中を上っていく線と、両耳を結んだ線の少し前に、やや凹んだ処があり、これが頭部活点と呼ばれる急所です。ここは、脳をクリアーにする、もっとも効果的なポイントです。

ここを指頭（指先）でトントンと30回ぐらいたたきます。この後、中指で頭部活点を押さえ指先から息を吐いて「気」が頭の中へ入って行くイメージをします。息を吐き切ったら軽く指先を頭から離し、普通に息を吸い込んでまた細く長く吐きながら息（気）を頭に吹き込みます。5～20回くらい、頭の疲れ具合に応じて行います。

② 気功術ではありませんが、横になれる所があれば、脚を上げて寝て、ポカンとするのも頭の疲れを取るのに良い方法です。

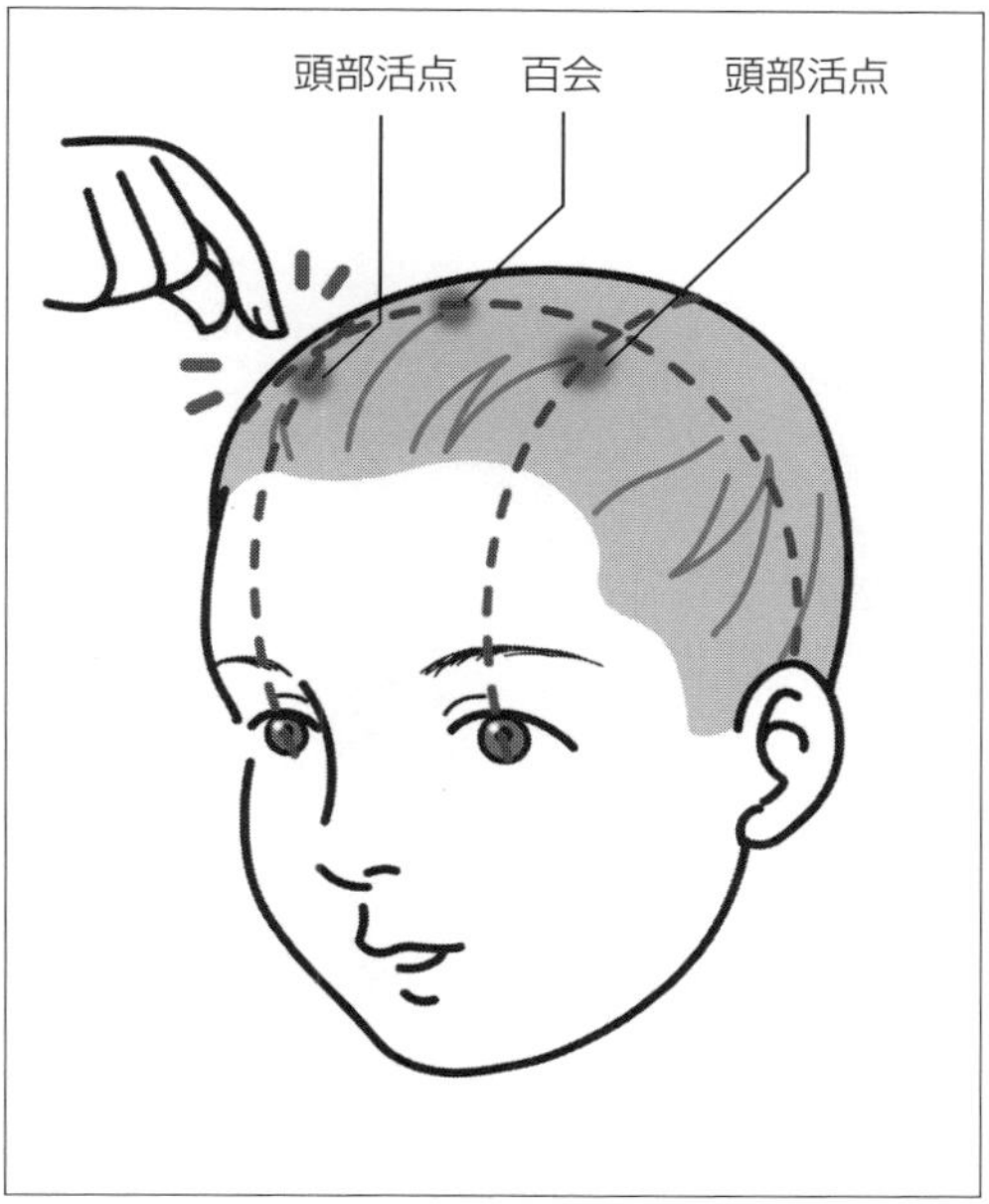

リクライニング出来る座椅子を使うと便利、台を置いてその上に両脚を乗せて休む。

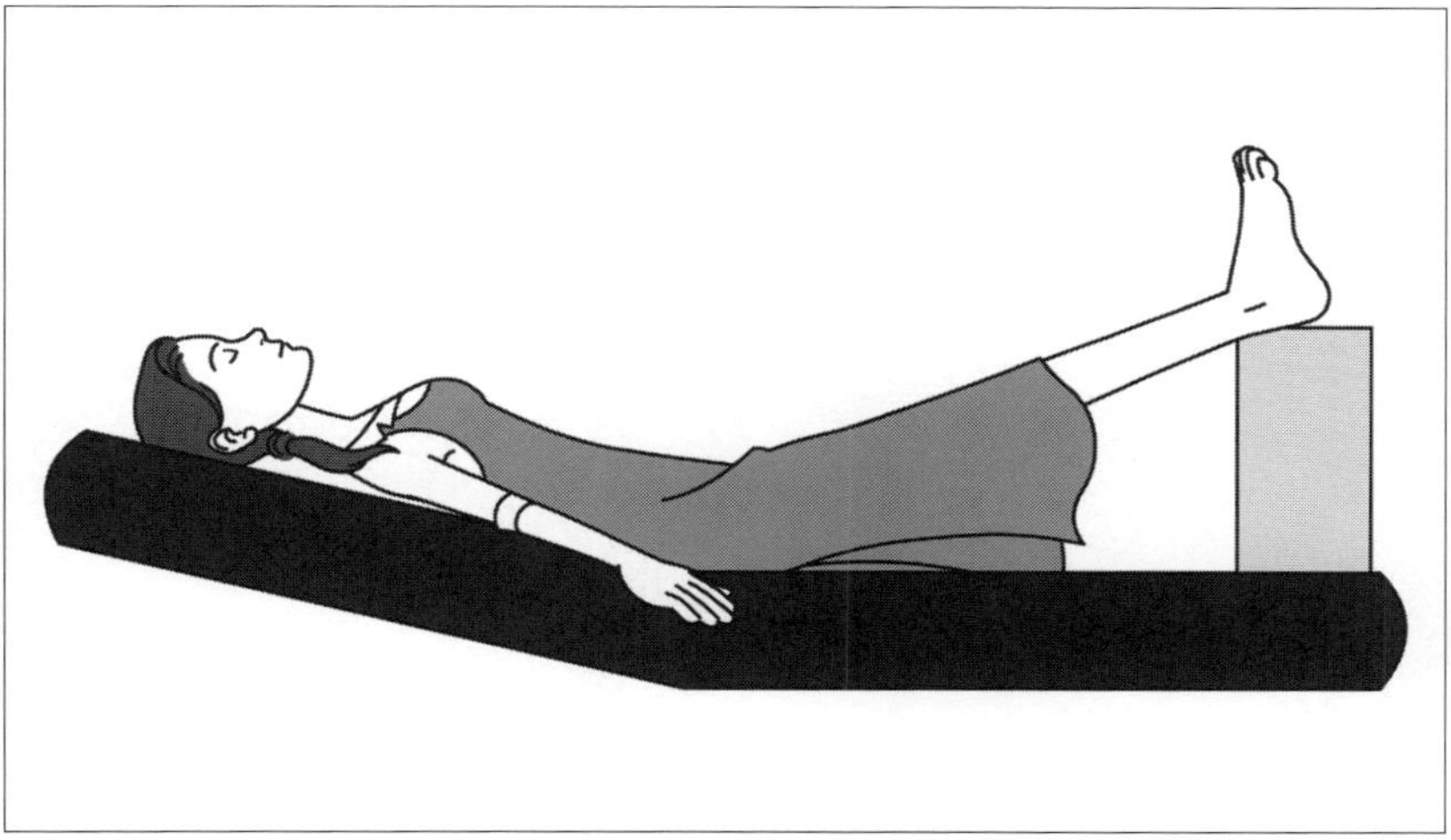

眼を使う仕事の人、眼の疲れを取る方法

３章の肩こりの項でお話したように、眼のメンテナンスは重要です。

①　熱いけれども気持ちが良い、という温度の蒸しタオルを用意し、取り替えながら眼を６分間ほど温めます。

②　両手で眼を温めた後、軽くマッサージします。

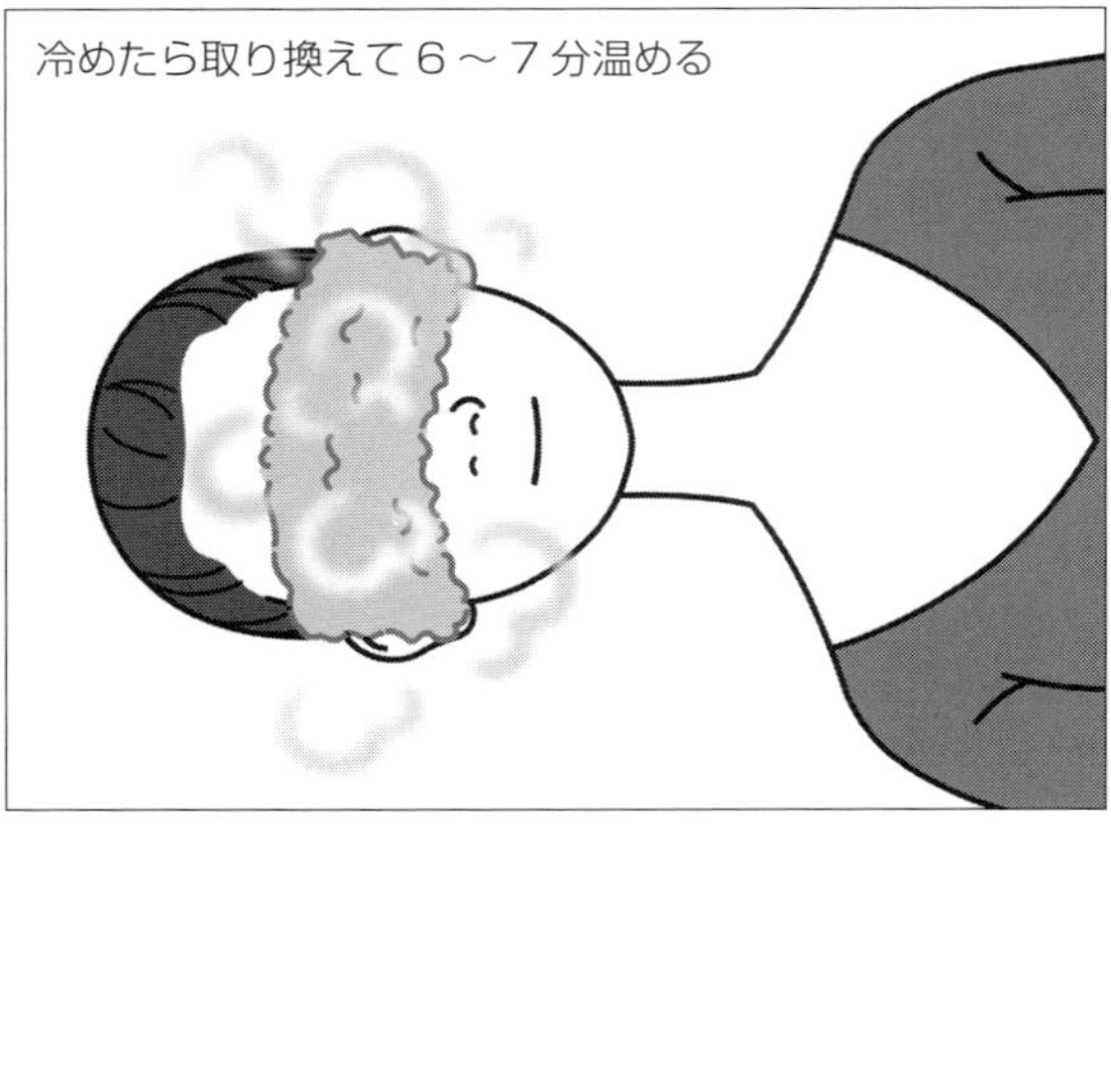

胃腸の調子の悪い人

脚湯をしましょう。普段の風呂の温度より２℃高くして（必ず水温計を用います）、膝がかくれる位置まで両脚を６分間温めます。差し湯をして温度が下がらないように注意しましょう。

6分行ったら湯から両脚を出し、タオルでよく拭いた後、赤くならない方の脚を2分間追加しましょう。左右差がない場合は、しなくてもOKです。この後、脚を冷やさないようにしましょう。

万病に効く半身浴

次にご紹介する半身浴は、新陳代謝を活性し、排泄力を高めるものです。従って万病に効く、万能健康法です。病気の人はもとより、健康維持にも役立ちます。

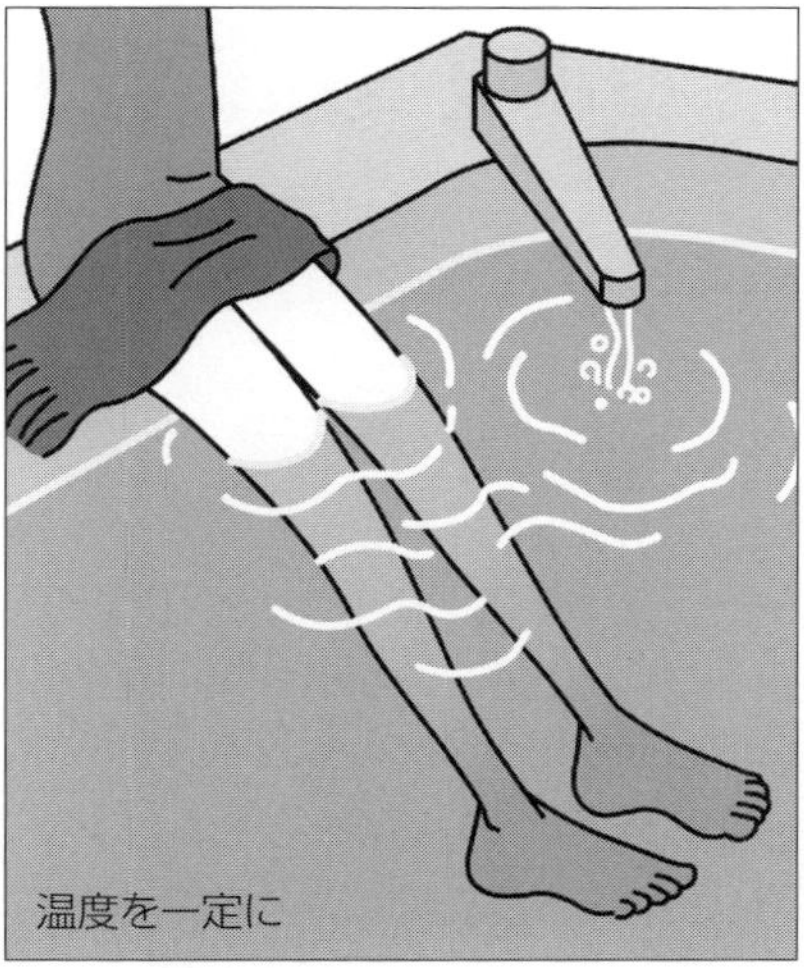
温度を一定に

①まず、普通に風呂に入り、その後、お湯を足して2℃温度を上げます。（必ず水温計を用いてください）

②おへそが隠れるラインまで湯につかり、差し湯をして温度を一定に保ち、6分間ほど下半身のみを温めます。

③湯から出たら風通しのない脱衣所などでよく汗をかき、乾いたタオルで拭っておきます。（約20～

30分）

④終わったらもう一度汗を流しに風呂に入っても良いですが、その後、下半身を冷やさないように注意してください。

週に2～5回行いましょう。

第6章

気の秘密

気とは

人は生きている限り「気」というものが存在します。よく気が疲れたとか、気が腐った、気枯れた、病気、気が晴れぬ、など日常で何気なく気を使っております。また、元気とか強気、運気がいいなど調子の良い時にも使います。これらは、たいてい精神的な意味合いで用いられるようです。例えば、「今日はお葬式で気を遣ったから疲れたよ」というように。

では、これら「気」というものはどういうものなのでしょうか。ずばり申しますと、この「気」は、心の波動、というように認識されております。心の波、弱気になったり強気になったり、嬉しかったり悲しかったりという感情、心が常に刻々と変化して行く、つまり波動。ですから皆さんも生きている限り、今この場でも「気」を出しているという事になります。

人間は一人ひとり、個々に存在し、生活しているつもりでいます。他人は他人、自分は自分で、たまに借金を申し込まれたり、こちらも車を借りに行ったりと物質的な影響を与え合うという事はあっても、精神や心の問題まで影響し合うとは思っていないでしょう。人それぞれ考え方も違うし、行動も別個のものです。しかし実際には、非常に多くの所で、人と人は相互に心や感情を交流し合っているのです。

例えば、何かの時にふと振り向いたら、全く知らない人がこちらをじっとにらんでいて、あわてて目をそらしたけれども、嫌な気分を味わったという経験はないでしょうか。偶然のように思われたけれど、何かフッとしたものを感じたという事があると思います。

私は敏感で、そんなのしょっちゅうだという人もいますが、一度や二度は誰でもあるようです。ではその時、人は何を感じたのでしょうか。

先日、若いグループが喧嘩をしているのを見かけました。こういう場面には、野次馬というものが集まりますが、困った事に野次馬というものはモラルがない。でも、彼らも一人ひとりは紳士、淑女なのです。それなのに野次馬になると、みんながそうなってしまうのは何故でしょう。ここには、一人ひとりが発する気があるからです。この気が、そこにいる人間全員に交流し合っているのです。だから喧嘩を見ていると、見ている人みんなの気がたってくる。そこに「怒り」という気があるからです。

気は感情や精神から発しますから、様々な「気」があります。心の状態（情態）が様々な気を生みます。

以前、私は知人がどうしてもというので、あるマルチ商法の講習会に行った事があります。そこには「何とか金儲けをしよう」という人がいっぱいに座っていました。そこへきて、講師の人たちが上手に講演をする。さすがに話し上手ですから、みんなその話に引き込まれていくわけです。すると誰もがだんだんその気になってきて、「ようし、俺もやるぞ、次の人を紹介して金儲けしてやる」と思ってしまう。

最初はその気が無い人が多いのに、みんな最後は口を合わせて、「ようし」などと言っています。たくさんの人の気というものは力があるものだと思いました。何百人、何千人という人が集まった時の、その場の引き込みというものは、一人の理性などあっという間に飲み込んでしまうものなのです。これがお金がらみだったから、なおさら人は引き込まれやすいのでしょう。人間の欲のエネルギーの凄まじさを感じた覚えがあります。こういうからくりを使っているのがマルチ商法やイカサマの宗教なのでしょう。オウム教がよい例です。

私の懇意にしている作家の先生がこの間、銀行の幹部クラスの人たちの勉強会のため、講演に行ったそうです。その人は、講演会場に入った瞬間、「なんだ、この異様な雰囲気は」と感じたそうです。異様というのは、何とも言えない、黒いドロドロしたというのか、元気がない、健全でないという雰囲気です。「とにかく実績をつくろう、数字をあげよう」という、いわば欲得だけの雰囲気が充満していたと言っていました。

一流銀行の幹部クラスといえば、日本経済社会のエリートですので、上と下との板挟みになって、常に数字を追っている姿がそこにあったのでしょう。この人たちも、もちろん家族の元に帰れば、子供や細君を大切にする良きパパとして、人間味あふれる「気」に変わるのでしょうが、私はこの話を聞いて、銀行員の方々も高給取りだとか叩かれていますが、大変なんだなと思いました。

また、人と人は気で同調しますので、テレビで見るよりも野球場で見る方が盛り上がりますし、同じく演技も舞台で見る方が感動するのです。演じる人の「気」が無意識に伝わってくるからです。だから舞台などは慣れが生じたベテランより、ようやく晴れ舞台に立てた新人の方が感動することが多いのです。演技力だけの問題ではない場合がしばしばあります。

人がそこに存在すれば、感情も精神も働いているわけですから、気というものが必ず存在します。人と人は、このような目には見えない心の交流で、良きにつけ悪しきにつけ相互に関係し合っているのです。

こういう感覚をもっともっと訓練していくと、どんどん研ぎ澄まされ、一種の超自然的能力が出てくるようです。

先般亡くなられた空手家で、私も尊敬していた大山倍達さんは、自伝の中でこのようなことを言っています。

「武道家というのも、ある達人の領域になると一種の超能力が出てくる。真っ暗闇の中でも正確に相手の急所を獲らえることができるし、見えない相手（隠れている相手）の強弱も判断できる」と。

そう言えば昔の剣士なども、よくそんな話を残していますね。剣の達人が山道を歩いていたら、木の上に隠れている刺客（しかく）の気を感じ、「ムッ、殺気」なんていうのも、同じようなものなのでしょう。

こういう体質は、実は誰でも持っているのです。人間は「怨念」「怒りの念」というものが一番強烈に発しやすいですから、相手に対して「この野郎」という気持ちを集中して送るわけです。

人間だと少々鈍い人が多いですから、試しに、犬や猫などの動物に対して、10メートルくらい離れて気を発して投げつけると、たいがい彼らは気づきます。動物は本能的に敏感ですから。ただし、自分のペットにはしない方がいいですよ。本当に嫌われたりしますから。

こういうわけで、気にはいろいろ種類があり、その力の入れ具合で強弱もありますが、誰もが持っているものです。これが2人以上集まると、絶えず交流し合って、調和をとろうという動きが出てきます。「類は友を呼ぶ」ということわざがありますが、これはもともと似ていて気が合うという似た者同士の意味と、一緒にいることが多いと、交流し合って平均が取れていくというのと2種類があります。したがって、慈善家の周りには慈善家が多く、気性の荒い人には気性の荒い人が集まります。

だから友達や先輩はよく選べ、多ければ良いということではないと言われています。心ある、よく練られた人を自分の周りに置けというのは、このようなことを言っているわけで、よこしまな人と一緒にいると気で引っ張られ、自分までよこしまになってしまうからです。

心の交流

ある人が喫茶店を開きました。最近は本場のおいしいコーヒーというのが流行(はや)りなので、その人は某コーヒー専門店のマスターに、「マスター、どうやったらおいしいコーヒーがいれられますかね」と聞いたそうです。するとそのマスターは、「そりゃぁダメだ。コーヒーがおいしいと思っていない人に、おいしいコーヒーはいれられないよ」とすかさず答えたそうです。

私はこの話を聞いた時、このマスターはよく物事を理解していらっしゃる方だと思いました。つまり、自分がおいしいと思っていないのに、どんなおいしいコーヒーをいれても、相手には伝わらないという事を言っているわけです。

コーヒーでも何でもそうですが、味には人それぞれに好みがある。当然です。でも、それを勧める人が、これは本当においしいんだ、これは良いものだと心から思っている場合、その「気」が伝わるのです。その気を感じて、それを飲んだ人はおいしいと思うのです。もちろん、あまりに好みと合わなかったら、効果はないのですが。

だから、商品を本当に好きでもない、良いとも思っていないセールスマンが業績を上げられないのは当たり前です。例えば車のセールスマン。エンジンが何馬力だとか、シートが良いとか、同じクラスの車に比べて安いとか言っても言葉だけでは人間は動きません。相手は、フンフンと聞いているだけで、ちっとも伝わらない。

そうなってしまうのは、心の交流という「気の感応」、この大きな力を無視しているからです。無視しているというより、「気」そのものを知らないのだから、仕方がありませんが。ですから、こういう事を知っていれば、もっといろいろな面で変わってくると思うのです。好きこそものの上手…云々、これも好きであれば熱（気）がこもる。そこにエネルギーが生まれるからです。

だから心の交流を無視してセールスなどあり得ないと思うのです。ただ売りたいばかりで物を勧めたところで相手に伝わるものではない。売る方も、お客の方も、無意識に気で交流してしまうため、相手がどういう意図で言ってくるかが自然にわかってしまうのです。本当に自分のために言ってくれている事か、そうでないかはすぐにわかります。だからどんな分野でも、一流のセールスマンは、自らその商品に対して本当に愛着を持っています。お客にウソは言わない。本音で物を言っている。だから相手にそのまま「気」として伝わる。一種のテレパシー交流です。すると同じ心の交流へと変わって行き、商品の良さを理解してもらえるわけです。口でペラペラと口八丁手八丁して心の中で赤い舌を出しているというような心掛けではセールスマンなどしない方が良いと思います。

だからこういう心の交流は、うまく使えばビジネスの世界でも大いに役立ちます。どこかの世界で身を立てたかったら、コーヒー屋さんでも良い、何でも良いので、自分の好きな事に絶対的な信念を持って、そしてそれに熱心に進んで行く。必ず1人、2人と理解してくれる人が増えてきます。

こういう高度な物質社会になりましたからハッキリ言えば物の本質などは五十歩百歩なのです。同じような値段を払えば同じようなものが手に入ります。それが広がるかどうかは「気」の交流に他ならない。自分の信念の大きさに比例して、社会に広がっていく。これが結果的に高い売り上げにつながって行く。もちろん、イカサマの人を惑わすような商品ではいけませんが、本当に相手のためになると思えるようなものを1つ見つける事でしょう。あとは「気」を高めれば成功はもう見えたようなものです。

恋愛も左右する気の交流

こうした無意識の気の交流は恋愛にも大きく役立たせる事が出来ます。

恋愛成功のハウツー本は本屋さんに行けば迷うほど沢山置いてあります。まあ、それはそれでノウハウとして面白いものがあると思うので良いのですが、やはり「気」の交流を無視してはいけません。単なる遊び友だちとしてのガールフレンドを作るのならば、話術や女性を上手に扱う方法というのが大事でしょうが、本物の恋人という事になると心の交流である「気」をそっちのけにして成り立つものではありません。

現在は社会が厳しく、なかなか男が男として自信を持てる環境にありません。故に、男が弱くなったと言われるのも無理からぬ事です。こんな場合でも、「気」は大きな力となってくれます。「気」は無意識に相手の心に入って行き、次第に共鳴を始めますから恋愛術にも非常に便利です。もちろんこれは女性の場合にも同様に利用出来ます。

例えば、ここにA男さんという人がいて、B子さんに恋をしたとします。告白するずっと前から、A男さんはB子さんに会う度、言葉なんて使わずに、一生懸命「好きだ」という、念というか「気」を送っておけばいいのです。言葉で「好きだ」と言ってダメでも、心の交流で動かない人はいませんから、この「気」を強くしておけばいいんです。そして告白する前に、会う度に目を合わせて念（気）を送る。女性は勘がいいからバレてしまうではないか、と言われるかもしれませんが、それでいいのです。悟られようと何をしようと、相手の潜在意識が変わっていく事に変わりはないので結果オーライです。あせって告白してしまうと失敗のもとになるので、この時点では相手に答えを出させない事です。そして機が熟したと見るや、アタックをする。ただし、男と女の場合かなりの部分で好みの問題があるので保証の限りではありません。しかしながら、確率が俄然はね上がるのは絶対です。

赤ちゃんと子供は「気」が敏感

このような一種のテレパシーは、誰にでもあります。

先ほど動物は敏感で、人間は鈍感だから訓練しないと気を感じないと申しましたが、人間でも、実は赤ちゃんは大変敏感なのです。子供というのは非常に敏感ですが、特に赤ちゃんはそうです。お母さんになった事があれば理屈抜きでわかるでしょう。ヨシヨシと抱いていても、お母さんの気が赤ちゃんに集中していないと、ギャーと泣き出してしまいます。反対に、台所仕事をしながらでも、赤ちゃんを気遣って、意識、つまり心を向けていれば、抱かずに5メートル離れていても、泣かないものです。

これは赤ちゃんが、お母さんの気が自分にあるかどうかをよくとらえて感じているのです。赤ちゃんは親の注意を引く事のみで生きている。親の注意を引けずに見放されたら、生きていけないのですから、非常に敏感になるのだと思います。

赤ちゃんは、ちょっとお母さんの気が自分から離れると、すぐに泣き出す。泣く事のみが「ぼくは心配だ」「ぼくを見放さないでくれ」という思いを親に伝える唯一の手段なのです。

これが少し大きくなると、泣くと「お兄ちゃんでしょ、泣かないの！」なんて言われるようになるから、悪戯をするようになる。悪戯や親が腹を立てる事をして、親の注意を一生懸命こちらに向けようとしているわけです。だから、親が子供に集注（中）すると、子供は悪戯なんてすぐにやめてしまいます。

子供は純粋だから、親の嫌がる事をやって喜んでいる子供などいないと思うのです。しかし、3〜4歳の子供だって親に捨てられたら、生きて行けない事に変わりはない。本能が働いて親の気を引こうとするのです。

それなのに、親の方は悪戯という行為ばかりに気を取られて、子供が何を要求しているのか知ろうとしない。本当にわからないのでしょうが、鈍い親だと言わざるを得ないでしょう。これは、子供に集注してあげない親が悪いのです。四六時中でなくても、時々「気」を集めて子供を見てあげる、もしくは話しかけるだけで良いのです。子供は敏感ですから効果テキメンです。もちろん、本当に意識を集中する事が大事で、お約束程度ではダメですが。

子供は「気」に対し本当に敏感です。大人の「心」をすばやくキャッチします。大人が好きでもない子供にニコニコと愛想笑いをして頭をなでてあげても、サーッとどこかへ逃げてしまう。逆に、自分にとって「いい人だ」と思えば何もせずに寄ってくる。あっちへ行けと言っても、遊んでヨと言ってきます。子供は大人よりもはるかに潜在意識脳が優先に働いている。だから本能的に敏感です。犬もそうですが、これも本質的には同じです。

大人になってしまうと、これをするとこうなる、といった打算が先行するようになる。つまり潜在脳より表面意識の脳が優先するようになるからです。するとだんだん潜在意識脳が鈍くなっていきます。勘が大人よりも子供の方が一般的に良いのはそのためで、第六感というものは潜在脳が司(つかさど)っていきます。子供はこうした両親を始め、大人たちの「気」を絶えず敏感に読み取って成長していきます。だから手本を見せる大人たちが悪かったり、両親の愛情という「気」が少ないと、子供の「気」(心)がひねくれていく場合がある。子供は事の善悪というものはわからない。何が良いのか悪いのかという判断基準を持っていないのだから大人たちの行動そのものにはあまり意識が向かない、これも本能です。しかし、その反面、「気」だけには非常に敏感なわけです。つまり、子供は「気」によって成長していくのです。

胎児も気に敏感

同様に、お腹にいる子供（胎児）も、とても「気」に敏感なのです。私は殆どの場合、逆子を治せますが、実は、整体操法的にどうこうはしないのです。何をするかというと、ただ、9ヶ月を過ぎたころの生まれる直前に、お母さんのお腹に手を当てて、気（心）を込めて、「君、これは逆さまだぞ。こういうのは逆子といって、切られて無理矢理ひとの手で出されてしまうんだ。頭はこっちだ。そうすれば君が生まれたい時に生まれて来れるぞ。そしてお母さんも喜んで、君を待っているぞ」と言うだけです。すると必ず、その日か、次の日くらいにはグルリとひっくり返ります。9ヶ月未満では6割ぐらいですが、生まれる直前になるとだいたいの子は治ってくれます。このころになると、もう殆ど言葉というか、人の心（気）を理解できるようになっているのでしょう。

気を科学する

では、これら「気」というものはどういうものなのでしょうか。ずばり申しますと、この「気」は、心の波動、というように認識されております。心の波、弱気になったり強気になったり、嬉しかったり悲しかったりという感情、心が常に刻々と変化して行く、だから波動。ですから皆さんも生きている限り、今この場でも「気」を出しているという事になります。

このエネルギーを少し練習して、ずっと大きく、そして高レベルのものにして行こうというわけです。気はエネルギーですので良くも悪くも作用する。先にもお話しましたが、本当は少しも悪くないのに、医者から脅かされて不安になり、自分は病気なんだ、自分は病気なんだと、どんどん悪いように心のエネルギーを動かしてしまい、本当に重病人になってしまうなんていうのも気を悪いほうに動かしたからなんです。

だから、「気」はどんどん良いほうに作用させねばならない。この辺においては少し潜在意識に似ていますが、潜在意識を作用させる、つまり操(あやつ)るのが「気」だとお考えいただけば良いでしょう。そしてこの心の波動「気」が実に大きなエネルギーを持っているのです。心の波動と言えば、昔は「魂」と呼んでおりました。しかし「魂」と一言で言ってしまうと、なんとも時代錯誤の非科学的なものと一笑されてしまいます。「魂」（気）なんてそんなものは無いよ、あるというなら、証拠を出してごらん。ほら、この解剖学全書のどこに載っているんだい、と得意顔でのたまうインテリぶった人が時々いますが、しかし、現在の科学は未完成なのです。これから進歩を続けていくのが科学です。だから現時点で科学的にわからないからそんなものは無いというのは、つつしまなければならない。例えば電波。これは現在誰もが認める存在ですが、今から150年前はオカルトだったんです。電波というものを科学的にとらえる手段は無かった。150年前に電波を叫んだ人々は、なんだあいつらは、ウサンクサイ！　と言われていたんです。だから「気」も同じだと思います。

さて、しかしながら、この「気」、決して何の根拠もないわけではなく、最近では沢山の科学者が真面目に取り組んでくれております。一部を少しご紹介しましょう。以下は動物学・人間学の博士で、世界的権威の著名なライアル・ワトソン教授の「スーパーネイチュア」から抜粋です。

『ご承知の通り、人間のからだをとりまく特殊エネルギーの雲、つまり〝オーラ〟の概念は、何十世紀も昔にさかのぼる。聖人をえがいた古い絵は、キリスト教徒が光輪を考え出すずっと以前から、聖人たちが光りかがやく物の中に立っているのを示している。

東洋の仏像はむかしから、光輪・光背というかたちで表現している。神秘的な性質を持つこのもやは、ロンドンの聖トーマス病院のウォルター・キルナーによって最初に研究された。彼は、1911

年に色ガラスのスクリーンを通して見ることによって、ほとんどの人のからだのまわりに約6インチのかがやいた縁を見ることができた。かれは、このオーラはそれを身につけている人の心の安らぎに応じて形や色を変えると主張した。かれは、それを医学的診断の補助として用いて、著名になった。

つづいて、ケンブリッジの生物学者、オスカー・バグナルは、オーラを物理学によってつかもうとした。かれは、コールタール染料であるジシアニンまたはピナシアノールの溶液をとおしてしばらく眺めることで目を〝増幅〟させると、オーラはずっと容易に見えるようになると主張し、さらに、これをもっと容易にするためにトリエタノールアミンに溶かした染料をみたすことの出来る中空のレンズのメガネを設計した。

さらに、ソ連の電気技師のセミヨン・キルリアンは、かれの妻と25年かかって、2つの電極間に、毎秒20万回も火花放電して振動する高周波電場を作り出す特殊な機械装置をつくった。1964年、この装置は完成され、ソ連政府の援助のもとにこの装置を使った研究計画が開始され、多くの成果をあげはじめた。「生物学や超心理学の多くの分野で大きな変革を起こしそうである。電気的なオーラは、地位を確立したのだ。」』

つまり特殊な、ガラスやフィルムを通してなら、人間の出しているオーラが見えるようになったという事です。このオーラこそが「気」というものなのです。

「気」は赤外線（熱）ではありません。人体の中で、どこでどうやって、この「光」（気）を出しているかは、医学ではわからない。しかし、それが科学的にとらえられるようになって来ているというのは大きな成果だと思います。

次は、オーラが肉体を離れても存在するという例です。再びワトソン博士から引用しましょう。

『デューク大学のロバート・モリスは、ケンタッキー州の幽霊の出るといわれる家の調査を、イヌ、ネコ、ネズミおよびガラガラヘビという生きた探知機集団とともに開始した。これらの動物たちは1匹ずつ、その所有者によって、かつて殺人の起こった部屋へ連れて行かれた。

イヌは2フィートだけ部屋の中へ入り、それから突然その所有者に向かってうなり、後ずさりしてドアの外へ出た。「いくら甘言を使っても、イヌが部屋の中へ入ろうとせず、外へ出ようともがくのを止めることはできなかった」。

ネコはその所有者の腕に抱かれてその部屋へ運ばれ、同じ位置までくると、彼女の肩の上に飛び上がって防御姿勢を示し、ついで床へ飛び下り空いた椅子のほうへ向いた。「ネコはついに他に移されるまで、数分間にわたり部屋の角の誰も座っていない椅子に向かってうなり、つばを吐き、にらみつけていた」。

ネズミはまったく何も反応を示さなかったが、ガラガラヘビは、「同じ椅子に向かってただちに攻きる反応を見せなかった』

撃姿勢をとった」。反応を示した3匹の動物のいずれも、その家の他のどの部屋でも、それに比較できる反応を見せなかった』

この家屋は今は廃屋となっていて、かつて第一級殺人が起こったと言われている所です。この著しい反応を示した、犬、猫、ガラガラヘビという動物は、人間の見えないあるレベルまで、不可視光線が見えるということがわかっています。犬は人間の何十倍も耳や鼻が良いし、目も相当な所まで、見えるわけです。だから、犬や猫の目から見ると、人間には見えないものが見えるのでしょう。

人間の認識範囲においては、ここには何も無いから、何も存在しないということになるのですが、犬や猫には、ある特殊な霊魂というか、(怨) 念のような何かが見えているわけです。ネズミは人間と同じ能力だから、何も見えない……。

少々脱線してしまったようですので、この話はこの辺でやめておきますが、自分の目に見えないから信じない、嘘だというのでは、科学的な態度とはいえません。私たちも少し認識を新たにする必要があるようです。

さて、魂や気の一端にふれてもらいましたが、ここで大きな問題なのは、「気」にも種類があるという事です。簡単に分ければプラスの「気」、マイナスの「気」です。悲しい時、苦しい時、辛い時、腹を立てた時などマイナスなのは言うまでもありません。逆に嬉しい時、楽しい時、慈しみを持った時などはプラスの気になります。マイナスの「気」は体を破壊します。プラスの「気」は体を治す場合もある。私はよく、手が熱いですネ、と言われますが、こんなものは少し訓練すれば誰でも熱くなります。手が熱いことに意味があるのではなくて、心（気）の状態（種類）が大事なのです。

昔、気を始めたばかりの頃、よく経験したのですが、私がカッカカッカ腹を立てて治療すると、相手（患者さん）もカッカカッカ腹が立ってくるのです。じっと手を当てているだけで、相手の気も乱してしまうのです。これは呼吸が荒くなるのでわかります。また体も硬張って来る。これではとてもお金はもらえません。ところがスーッと心を澄ませて手を当てると、相手の体がサーっと変わる。ものの数秒で見事に変わり、「ああ、楽になった、楽になった」と喜んでくださいます。この経験で悟ったのは、なるほど人間と人間の交流というのは言葉は二の次で、まず「気」（魂）で感じるものなんだなと思った事でした。

つまり、心の状態（魂の状態）の共鳴なんだな、という事だったわけです。自分が黒であれば、相手も次第に黒になる。自分が真白だったら相手も次第に白くなってくる。だから共鳴。エネルギーを分け与えるのでも、移入するのでもなかったのです。ただこういう講習会に出てくれない人には、説明がややこしいので「エネルギーを入れる」という表現をしておりますが、本当のところは、気の共鳴だったのです。だから昔から友だちはよく選べ、多ければ良いというものではない。よく練れた人を友人にせよ、と言われますが、「朱に交われば赤くなる」と諺にある通り、よこしまな人と交わっているとこ、自分までよこしまないやらしい人間になってしまう。反対に人格高潔な人と交わっていると、だんだん自分も練れた人になれるという事なのでしょう。「類は友を呼ぶ」といわれますが、実は付き合っているうちに自分も相手に引きずられて同類になってしまうというパターンもあるわけです。では、真白VS真黒だったらどうなるか。絵の具では黒が勝ちそうですが、人間の場合、エネルギーの大きいほうに引きずられます。私、思うにオウムの麻原についていった若者たち、彼らはみな何らかの理想があったのではないかと思うのです。矛盾だらけの世の中で、何か自己を取り戻したい、魂（気）が磨かれる何かをしたい、と始めのうちは理念に燃えた、ある意味敏感で純粋な青年たちだったと思うのです。それが、オウム教団という真黒な中にいて黒くされてしまったのだと考えます。教団と言えば何百人もいるわけですから、一人ぐらいの白い心はあっという間にのみ込まれてしまう。集団のエネルギーとは巨大ですさまじいものがありますから、危険です。もちろんこれが反対に善良な白色の集団の気であれば、少数の黒などあっという間に飲み込んでしまいますから、利用法によっては自己を高める方法に最適です。

いずれにせよ、皆さんも「気」をこれから練って活用していただく上では、まず自己の「気」をプラスの良い種類としなければなりません。人間は一秒一秒、心が刻々と変化していきますから、プラスにもマイナスにもなったりするわけです。これを少しでも長く、大きくプラスに傾けて行く、これが気功術の最大ポイントと言えるでしょう。それには「心」の使い方が第一歩になるというわけです。

いや、これが気功術の大前提です。

ところで先のフィルムで映し出されるようになったオーラには、実際に色があることが確認されています。簡単にご紹介すると、イライラしたり、腹が立ったときは赤、心を澄ませて瞑目しているときは緑、慈愛の念や、他人を思いやる心の時は、青紫などです。そして人体の自然治癒力を引き出す、最も治療として使えるのは、この青紫なのだそうです。緑も、効くことは効くが青紫にはかなわない。アメリカのオーラを研究する科学者の報告ですが、素晴しい成果だと思います。こういう研究をどんどん進めてもらえれば、世の中で悪い事をする人が随分減るのではないでしょうか。邪悪な心を持つとオーラの色が変わり自分のエネルギーをけずる事が目で見えるからです。

このオーラは先に述べた通り、他人との相互作用があるわけです。人のうらみを買えば自分のオーラの色は曇り、エネルギーも大きくけずり取られる事になる。逆に人に感謝されたり喜ばれたりすれば、エネルギーはグッと大きくなるし、また、色もどんどん清浄なものになって行くことになる。

そういえば仏様のご光背は金色ですネ。更に、全身を二重に三重におおっている。仏様の事を万徳円満と言いますが、エネルギーが凡人の万倍になったという意味です。我々とは次元が違うので人間の認識範囲ではどこにおられるのかわからないけれども私は実在していると信じております。

このオーラの相互作用、感謝されて大きくなったり、うらまれて小さくなったりということが仏教で言う因縁因果の事（縁起の法）なのです。すべてのものは縁起によって起こる。人に悪いことをすれば、自分も苦しむことになり、人に良い事をすればエネルギーが高まり良い結果が生ず。エネルギーが小さい人は病気もしやすいし、すべてはそのレベルで環境が作られる。もちろん徳の高い人で、一時的に病気になったり不運に見舞われることもあるので、端的には言えませんが、概略を言うとこういう事になると思うのです。私は人の気というものに対して敏感ですので、良くわかるのです。体で感じるわけです。この人は私のエネルギーを奪っているとか、エネルギーを高めてくれているな、などよくわかります。また、先のワトソン博士の死魂（霊）なども程度がひどい人の場合、感じます。

ここで気（オーラ）の本質を申し上げようと思います。ずばり申せば、気の本質は魂が発するエネルギーという事なのです。

私は25年、気の修行をしておりますので、人間の第六感というものが普通の人より、かなり敏感です。原稿など無心で書いていると、フッとある人のことを思い浮かべると、すぐにその人から電話が来たり、道で歩いている人をジッと凝視していると、フッと振り向かれたりします。もちろん勘の鈍い人は駄目ですし、何か考え事をしている人などは、アンテナが立っていないのでこちらの発信をキャッチできませんが、ただボーッと無心に歩いている人などはよくキャッチしてくれます。俗に言うテレパシーですが、空間を超えたエネルギー（魂）の交流というものが存在する事を体験的に認めています。

ワトソン博士のような研究が盛んになって、これから科学でもっともっと解明し、誰もが理解できるようになって21世紀を良い時代にしてほしいものだと思っております。

心の渇きと病気

戦争の世紀と言われた20世紀がようやく終り、21世紀が幕を開けました。しかしニュースで世界情勢を見てみると、あちらこちらで大戦すれすれ一歩手前のいざこざが起きています。アメリカは昔から産軍複合体なので、好況を維持し、経済を安定するために、またどこかの国に戦争をしかける事になるでしょう。戦争をして兵器の在庫処分をしないと、アメリカの景気は維持出来ないのです。また、少し小康状態になったとはいえ、イランやイラクはあい変わらずテロや内戦ばかりやっているし、パレスチナとイスラエルは報復合戦が激化するばかりです。パキスタンのように核を持っている国が、いまだに国内が安定せず、軍部の最高幹部に過激派がいる始末。誰もが明るい将来を願った21世紀が始まった現在も、人類はいつどうなるかわからないような状況に身を置いています。いつの時代も、世界規模の大戦は、実にささいな出来事から発生しています。まさに一触即発の危険な状況に我々は身を置いているのです。

おそらく……世界はこれから数年の間、もっともっと悪くなる事でしょう。経済の不況などと言っている場合ではないほどの、大変な事態に陥る可能性が非常に高い。おそらくそれは、おおよそ人々の誰も想像し得ない、途方もない世相です。

私は思うのです。何故このように人類は、ずっとずっと昔から愚かな事ばかりやってしまうのか、歴史はくり返すと言われる通り、戦いや殺し合いばかりしているのか。それは法（ダルマ）が間違っているからだと思うのです。

人生を歩んで行く上での道筋、価値観、理念など、人が生きる上での教理（法）が間違っているからだと思うのです。アメリカの大富豪などに多いのですが、多くの人を犠牲にして自分だけ大もうけしておいて、それでいて毎週日曜日に教会で神に祈りを捧げたら救われるのか。イスラム原理主義の人たちのように聖戦と称して自爆テロをすれば天国にいけるのか。そんなバカな事は絶対にあり得ないのです。よりどころとしている「法」が間違っているのです。

人は―心のよりどころが無くてはなりません。よりどころがないと心が安定しないのです。心のよりどころがあって始めて、目的のある、楽しく、有意義な人生が送れるのです。健康な生活も送れるのです。しかしそのよりどころとなるものは、正しく清い、人間を高めるものでなくてはなりません。人間という未熟な心を（もちろん私もですが）、度々エゴでいっぱいになってしまう人間の浅はかな心を、正しく導いてくれるよりどころでなくてはならないのです。もし、よりどころが無いと、人は取りあえず心を安定させるために、金や権力に目を向けてしまいます。そして結局、それは将来の自分を破滅させる事になります。金や権力の執着こそ、運命を決定する悪業の根本だからです。そこに不幸と病気の根本が存在する。

　実のところ、私は、病気はある意味で永遠に無くならないと思うのです。少なくとも、当分はなくならないと考えます。何故なら、人類の悪しき諸行の故に、この世の、社会の環境が悪すぎるからです。人間、誰しも例外なく環境に左右されます。環境こそが、人格を形成すると言っても過言ではないかもしれません。親や教師、教育システムなども環境の一部と言えるからです。

　環境が悪いと、当然のことながら、その環境に置かれた人間は苦しいのです。現実に生きるという事が苦しいと、楽しい事が少ないと、耐える事が多いと、人は無意識の欲求として病気になるのです。つまり現実逃避です。人間には健康になりたいという欲求と、表裏一体で病気になりたいという願望が根本的にあるのです。潜在意識には……。

　この二十年間、小生は毎日の臨床を通して、人の心と体の変化ばかり追求し、研究して来た人間です。そして最近それは確信を得るに至りました。健康と病は、特殊な病気を別にして人の無意識の中で紙一重で、環境こそ、このどちらかを決定するのです。もちろん、気功や意識の持ち方で、ずっと改善されるのですが、根本的な問題でいうとそういう事になるのです。言い換えれば、誰もが健康になりたいと思うわけですが、それは、誰もが楽しく、喜び多く、幸福な、満たされた人生を送っている必要があるという事になります。そのためには、先に申した通り、個人の環境、すなわち恋人や夫婦、親や子供、人間関係を始め、適職、やりがいのある仕事、ある程度の経済力など、恵まれた環境に身を置かなければならないという事になります。しかし現実はそうそう思うままにはなりません。そこに病気の「元」を私は見るのです。そこで、次の章（付章）で少し面白いお話をさせていただきましょう。

付章

健康になるために確たる信念を持つ

心を強くするための〝思想〟を持つ

さて、長らくおつき合いをいただきましたが、いよいよ本書も最終章となりました。この章は、第7章とはなっておらず、付章としてあります。その理由は、著者として、出来れば読んでいただきたい内容ではありますが、そして、きっと有意義でもあると思っておりますが、健康書としての本書で、必ずしも強く押して良いものではないからです。2章でご説明しました通り、人は、多面に渡り心も行動も潜在意識に操られており、その変革法もご紹介はしましたが、思想を持つ、強い信条を持つという事に勝るものはないのです。強い思想を持つという事は、潜在意識の変革の上では、最も強力に役立つものなのです。もちろん、それはとても難しい事である事は本文でご説明しました。従って、言葉による誘導法をご紹介しました。しかし出来得るならば、これに勝るものはないのです。そこで、一つのご提案、あるいはご紹介として、本書の最後に、「出来れば読んでください」という意味で、「付録」の章として、筆者の人生観、生活信条である「釈迦の思想」をご紹介させていただければ、と思うのです。ただし、誤解していただきたくないのは、ちまたによくある信仰のすすめとか、教団の勧誘といったものとは全く異なります。また、宗教や宗旨、宗派の違いを問うものでもありません。それは、歴史上の偉人である「釈迦の本当の思想」です。つまりこの章では、宗教の色を排除し、学問的、哲学として、釈迦の思想、すなわち仏教をご紹介させていただきたいのです。それは、葬式事業と揶揄(やゆ)される現在の歪められた仏教ではなく、生き生きとした釈迦の教義（思想）が残される、誠に面白いものです。先にも申した通り、私のところには、癌を患った人の紹介がわりと多く、多いときは月に5、6人は新規で来院されます。治る方も多いし、医師がびっくりするような経過中の方もおられます。しかし中には残念ながら間に合わない人もいます。だいたい、私のところに来る癌患者は、病院（医師）が見放して、処置なし、あと半年の余命、などと言われて、どうして良いかわからず途方にくれて最後に紹介で来られる方が多いので、やむを得ないと言えばやむを得ない場合もあるのです。しかしこのような時でも、「釈迦の思想」は、本当に救いになっているのです。もちろん、これから元気に生きていく人にも、大いに役立つものですが、これから死んで行く人にすらも、大きな救いを与え安楽をもたらすものなのです。事実、「先生が教えてくれた仏教思想のおかげで、楽に死んで行けるワ」と言って亡くなられた方がおられました。人は、病気も怖いが、なんと言っても死が一番恐ろしい。当たり前の事です。本音では皆さんそうです。しかし、釈迦の思想は、哲学は、それを越えるのです。そのような「力」があるのです。もっとも、本当は、これは生きて行く人のためにあります。若い人ほど触れて欲しい哲学です。歴代の首相を始め、多くの政界、財界の重鎮に敬愛される師とあがめられた中村天風先生ですら、尊敬し、ご自身の哲学に取り入れた仏教哲学、釈迦の思想。真の仏教は、心の「安定」だけではなく、多くのトキメキも生みます。きっと面白く読んでいただけると思うので、本書を今しばらくお付き合いいただければ誠に嬉しく思います。

尚、仏教では様々な経典、宗旨、宗派がありますが、我田引水を避けるために、学問としての仏教学、最高権威であった、元・東京大学名誉教授の、故・中村元(はじめ)先生の著作の中から、法句経（ダンマパダ）、阿含経（ニカーヤ・スッタニパータ）を参考にして本章はお話をすすめております。

世にも稀な王子様の話

それは今から２５００年前に実在した、ある王子様のお話です…。

ゴータマ・シッダールタ、後の釈迦と呼ばれる人が、ＢＣ５００年、いまから約２５００年前にインド北の地、カピラバストウという国の王子様として生まれました。後世で仏陀釈尊(ブッダシャクソン)、悟りを開いた人として知られる事になる人物です。

釈尊とは釈迦族出身の尊い方という意味で、仏陀を略して現在は「仏」とお呼びしています。また仏陀は時として、如来とも言われますが、真如の世界から来たれし偉大な方という事で仏陀の異名です。この他にも阿羅漢(あらかん)、応供(おうぐ)、天人師(てんにんし)、世尊(せそん)などとも呼ばれます。

王子様として生まれたシッダールタは、一国を継ぐものとして、何不自由無い生活をされておられました。生まれ持ったその類の無い高貴な人相に、当時の占師たちは、この方は将来世界を救う王になられるとシッダールタの父であるスッドダーナ大王に告げ、大王は大いに期待をし、ことのほか、王子（シッダールタ）を大事にされたと記録されています。夏には北向きの涼しく清浄な地に宮殿を作り、また冬は南向きの温かい宮殿を、春と秋にはこれまた快適に過ごせる宮殿をシッダールタのために建立されたとあります。そしてシッダールタの身の周りのお世話をする沢山の美しい女人たち、音楽で楽しませる楽士たち、それから下男、下女、その他を合わせ、常に数百人が彼に付き従っておりました。

こうした恵れた境遇で生活をされておられたのですが、29歳の時、この世の真理を求めて出家されます。出家とは現在持てる地位や財産などをすべて捨てて髪をそり、ひたすら真理の悟りを一途に求道するために修行する事です。この仏陀釈尊の出家の背景には次のような伝説があります。

——青年時代釈尊は、その華やかな宮殿から出て、初めて城下の人々の生活を垣間見た。東の門から出た王子は腰があわれなほど曲がった醜い老人を見た。南の門から出ると蒼白な顔で苦しみもがき汚物の上で身をよじる病人を見た。西の門よりは無残にも青ざめて動かぬ死人を見た。北の門より出ると、様々な人がそれぞれの生活をしながら苦しみあえいでいるのを見た——。

——有名な生・老・病・死です。人間は誰しも必ず4つの苦しみを受けなければならない。すなわち老いる苦しみ、病む苦しみ、死ぬ苦しみ、そして生きる事そのものさえ苦しみの伴う世界。これが人間世界というものだ、と考えられた王子は、一切の苦しみの解脱と、この世の真理を求めてついに出家なされたのでした。

この辺は私たち凡人にはピンときませんネ。それは確かに華々しく作られた宮殿の、醜いものなど一切排除された所で育ってきて、初めてそれらを見てショックだったのでしょうけれど、だからといって我々は死人や病人を見て、王子の立場を捨て過酷な修行に入ろうとは思わない。やっぱり、きれいな女の子にかこまれてちょいと一杯飲んでいた方が良い。ここが凡夫（ぼんぷ）の悲しい所なんですが、お釈迦様の目はこの時すでに「真理の法」に向けられていたのです。まあ、世の中を救うという使命を持たれて生まれてきた、言うなれば、すでに用意されていた方という事なので、おのずと考え方も感性も凡人とはかけ離れていたのでしょう。

それに出家されてからの修行がこれまたすごいのです。6年間、麻麦（まばく）の行といって1日に1粒のゴマ、もしくは麦を食べるだけの断食行をなされたのです。しかも1日も休まず6年間続けられました。それ故、肉はそげ、骨と皮だけになり皮膚はどす黒く、血管はむき出しとなってこの世の人の形相ではなかったと伝えられています（多少、後世による脚色でオーバーになっていると思われますが……）。釈尊ご自身、かつてここまでの修行をした者はいなかった、これからも出てこぬであろう、と告白されておられます。それでも尚、真理の法を悟る事を得なかったお釈迦様は、苦行のみによって悟る事は不可能と考え、スジャータという女性の供養する乳がゆを食し、体力を回復させたのち、菩提樹の下で7日間の瞑想の末、ついに空前の叡智を悟られたのです。

仏陀釈尊は、その生まれ持った類稀な素質と長年にわたる修行によって人間の認識範囲をはるかに超えた「天眼」という眼を獲得されました。その超人的な目で世界を見渡された仏陀は、この世のすべての真理を悟られたのです。すなわち、人が何故生まれてくるのか、何故生きて行くのか、何故この世界が存在するのか、人は死後どこへ行くのか、何がこの世界を形成するのかといった事、すべてを悟られ、覚者（仏陀）と呼ばれるようになりました。ここに真理の世界に到達せり人、真理を体現せる人、すなわち如来が誕生したのです。

そして仏陀は人々に『縁起の法』を説かれたのです。縁起の法とは何か。すなわち、万物は縁によって起こる。偶然ではなくすべてのものは結果の前に原因がある。因と縁があって始めて結果が生じる、というものでした。これは仏教の最重要かつ、根本の教義です。

例えば、王子様として生まれるのも、ルンペンや奴隷の子として生まれるのも偶然では無く、これもカルマ（因と縁）のなせる業で、今までの自分の行為によって作られたものであるというわけです。また、容姿などもカルマが決定します。

カルマの法則

良い事をすれば良い結果が生じ、悪い事をすれば悪い結果が生じる。但し、良い悪いというのは人間の判断が基準で、民族文化によって異なる事があるので、次のように言い換えられます。人を泣かしたら必ずいつか自分が泣かされ、人に喜びや利益を与えれば、必ずそれが自分にはね返ってくる、という事です。だから次に裕福になりたかったら、施し（ほどこし）をせよ、と説かれます。

仕事で成功するのも、失敗するのも、金持ちになるのも、貧乏するのも、長寿を全うするのも、大病をして苦しむのも、すべてはカルマ（因縁）の業である、原因があるのである、と仏陀は説かれたわけです。だから死ぬような苦しみを味わう業病などは、悪しきカルマによって起こったものだという事になります。まいた種はいつか摘み取らなければならない。これが因果の法則（縁起の法）なので、病気をするならするで、理由があるわけです。そういう場合、得体の知れない病気になったり、ヤブな医者を信じ込んでしまったりなど、どうしても良い治療と巡り合う事が出来ない。因が悪いので良い縁が生じないのです。

仕事の成否などは努力と運によるものと思われがちですが、その運をも完全に支配しているのがカルマです。努力などは自分の意志のように思えますが、その努力すら環境によって出来なかったり、持って生まれた性格で意志薄弱な場合もある。環境などは完全にカルマが決定するものであるから、すべてはカルマ（因縁）次第。そのカルマは、過去の行い（おこない）によって起こる、つまりすべては縁起。

カルマ（因縁）というものの概念はわかっても現実にどのように作用をするのか少しわかりにくいと思うので、ここである霊能者の言う例を紹介してみましょう。ここではその霊能力者（エドガー・

ケイシー）の是非を問うのではなく、こういった形によってカルマは現れるという一つの例として見ていただきたいと思います。

「ある53歳の女は、幼い時から背中がすごい奇形になっており、おまけに4歳の時、片手をずたずたにされる災禍に遭ったが、これは初期のキリスト教徒を迫害した或る悪名高きローマ皇帝の側近であった。その報いの引き続きとして現在に至った今尚、カルマの一つとして不幸を受けている」

「ある非常に醜い女性がいた。これによって彼女は人生の喜びの大半を失う事になり、常に自分の醜い顔とその運命をうらんでいた。前の生で、この人は容姿も顔も大変美しい女として生まれていたのであるが、これを鼻にかけ、美しさの無い女性を鼻で笑い、軽蔑し、あざ笑っていた報いであった」

　こうしたカルマの現れ方は、このように端的なものばかりではありませんが、わかりやすい例として挙げています。またカルマは生まれながらに現れる場合と、大人になってから、例えば突然事故に遭ったり原因不明の病気になったりというような後天的な現れ方もあります。どんな不幸も突然わいて出てくるものではなく、カルマという目に見えない不思議な「力」によって、知らず知らずに不幸な「縁」を呼んでしまうのです。

　カルマは先にご紹介した例のように肉体上に現れるものばかりではありません。

「ヴァージニア州ノーフォーク市に住む18歳になる女子学生は良い例です。彼女は39歳の男を恋するようになり、男は町のホテルの一室に彼女を連れ込みました。この情事以来、男は彼女に無関心になり、二度と会うことを拒絶しました。この件で彼女は家にふさぎ込むようになり、生きる希望を失って、ついには男性不信に陥り自殺まで考えるようになりました。これは前の生で同じように彼女が他人の希望や理想に失望を与えるような仕打ちをしたためであった」

男女関係のトラブルは刃物や凶器で実際に人を傷つけるのと同様、人の心をえぐるような苦しみを相手に与えるため、カルマもかなり強烈なものになるようです。

「ある男性が性的不能に悩んでいた。若くして突然病気で不能になったのだが、これはやはり前の生で、女性に性的虐待をした事があるためだった」

次はカルマの法則が良い結果を生んだ例です。

「ある非常に美しい婦人は、英国人だったある前生で、彼女が捨て子の世話をしていた事がわかった。またある美しい女性は、音楽と舞踊を人のために専心に努力した結果が実を結んだものであった」

「またあるアメリカの大富豪は、前の生で恵まれない沢山の人々に財産や食を施した慈善家である事がわかった」

このように、カルマは、自分のなした行為のブーメラン的形を取る事が多いようです。自ら成した行為や思念はその次の生の運命を形成する基となるわけです。だから今の日本の（日本に限らず）悪徳の政治家などは、すぐにその報いを受ける事はなく、威張っていますけれども、その報いは必ずくるわけです。もちろん政治家として、名なり功なり立てている人は、それだけの結果に結びつけた「徳」

というものが大なり小なりあったわけですが、それもこのようなカルマの法則を理解して、心から人々のためと思って行なった行為でなく、いわば偶然によって成した善行から生じた「徳」であったのではないかと思われます。

真理の悟りを得られてから、すぐに衆生にこの世の法則である縁起の法を説かれたわけですが、つづいて仏陀は、その超人的な眼力によって人間生命を始め、すべての生命の成り立ちをご覧になり、「輪廻転生」を説かれたのです。すなわち、人間を含むすべての生命は生まれ変わり、死に変わりを続け、進化すべく存在なのだと。よほど悪い事をして魂の進化を退行させるような事をしなければ、人間はやはり人間に転生します。人間に生まれたという事は、それだけ「徳」を積んで魂の進化が進んでいるので、犬や猫には及びもつかない。しかし人間の範囲も上(ピン)から下(キリ)まで幅広い事は言うまでもありません。人が自ら作り上げた行為、言葉、意念などは、すべてカルマとして記録され、その結果が決定されるというわけです。

仏陀はそれゆえ、仏法の実践を説かれたのです。人は祈りだけではいけない、必ず実践（良き行為）が伴わねばならぬ……と。それはそうでしょう。極端な話ですが、人を何人も殺しておいて、仏陀やイエスを信じて、懺悔するだけで救われるというのであれば、こんな都合の良い話はありませんし、それこそ殺された人が浮かばれないと言えましょう。まいた種は必ず自分で摘み取らねばならない。悪行の種は善行によって相殺するしかないのです。それで有名な八正道(はっしょうどう)があります。八正道というのは、主に人の道を説いたものですが、物事を正しく見、正しく考え、誠を語り、人や社会に施し、持てる物を分け与え……。といった内容ですが、成仏法の基本になっているものです。成仏とはその言葉どおり仏に成るという事で、仏とはカルマの束縛を離れた人という意味ですから、成仏法とは、カルマを解脱する法という事になります。完全に悪しきカルマから解き放たれ、人間世界を超越した人、それが仏陀と言う方です。

昔の時代劇に、首をチョンと切って「迷わず、成仏しやがれ～」なんてのがありますから、かなり誤解されていますが、本当の成仏とはそういった意味だったのです。決してうらみを残して、幽霊にならない、といったものでは無いのです。

さて、仏陀釈尊は、この世界の成り立ちの真理もお説きになられました。すなわち、諸行無常、諸法無我、涅槃寂静です。

簡単にご説明致しますと、一切すべては無常である。常なるものは何も無い。すべては移り変わる、といったものです。カルマがすべてを決定するわけですから当然の事と言えます。平家物語の冒頭に出てくる通り、一切は春の夜の夢の如し、というわけです。富める者も、貧なる者もそのカルマが切れる時に移り変わる、生きているうちにか、死んでからかは、わかりませんが、縁が無くなった時に立場も金も消失する。次には新たなカルマがその後を決定する、というわけです。だから政治家だなんて威張っていても意味はないのです。金や権力をむさぼり、人（国民）の金を自分の物のように扱い、無駄にし、人や社会に施す事を知らなかった彼らは、餓鬼界や地獄界の悪しきカルマを積み、必ず近い将来、貧乏に苦しみ運も無く、恵まれず、心のいやしい人間として生まれ変わります。

ちょうどそれは、今日もらった給料を、その日のうちにキャバレーやスナックで全部遣ってしまったことにたとえられましょう。せっかく今まで積んだ功徳（良い因縁）も、無駄な事に遣ってしまえば、ただそれだけの事。明日からは、小遣いも無く貧乏に苦しむ事になる。借金まですれば、いつか必ず返さなければならない。

次元を超越した仏陀釈尊にとっては、前世、現世、来世も我々の感覚の昨日、今日、明日ぐらいでしか無い事が見えているのでしょう。

諸法無我は、一切の法は我には無い。すべては個々に占有されるものではないということ。つまり自我というものは存在しないということです（本当の意味での「真我」は、この物質世界にはない、という意味）。

涅槃寂静は人間世界はすべて架空のもの、仮のもの、生々流転するのだから実在はしない。すべては苦しみを伴う世界であり、高次元存在の住む世界、涅槃（ねはん）こそが寂静にして喜びの世界だという意味です。

アーガマ・ニカーヤ

そういうと、私は先祖代々の信仰を持っているので安心だとおっしゃる方もおられましょう。もちろん、それは結構な事で、素晴しい事だと思います。しかし、ここで一点だけ問題があるのです。それは、実は仏陀釈尊は、アーガマと呼ばれる阿含経しか説いていない事実があるのです。学問上はっきり証明されました。東京大学名誉教授、中村元先生を始め、すべての仏教学者は、それを認めています。古代インド語のサンスクリット語である原典が研究、解明され世界的学会レベルで立証されたわけです。明治後期ごろの事です。つまり、仏教すなわち阿含経のみ、阿含経イコール仏教というわけです。では今まで釈尊が説かれたとされて来た、法華経、阿弥陀経などは何なのか。それは仏陀釈尊没後、数百年も経って、どこの誰だかわからない人が勝手に作った経典だったのです。これを偽経典、もしくは創作経典といいます。この事は仏教界で衝撃でした。結局、保身のためでしょう、すべてのお坊さんが黙秘してしまったのです。一般の小さなお寺レベルのお坊さんでは、その教育システムの故に知らない人も多いですが、総本山クラスの幹部レベルの人は皆知っております。日本経済新聞でもこれを取り上げた事があります。昭和55年8月5日の朝刊の文化欄で、都留文科大学の増谷文雄・学長が阿含経だけが釈尊が説かれた、唯一の直説経典として紹介しています。

ただ、ここで問題とされるのは、他のすべての経典や信仰の仕方が釈尊直説でないからいけない、という事ではないのです。

阿含経とは全然違う事を言っている、まるっきり反対の事を言っている経典もある。それはいけないという事です。はっきり申せば人や社会を惑わすような、デタラメな内容を説いている経典も中にはあるのです。釈尊は、入滅（没する事）する際、人は、人に依る事なかれ、正法をよりどころとせよ、とおっしゃいました。人が人をよりどころにした場合、オウム教のような悲劇が起こる。もちろんあれは極端な例ですが、正法をよりどころとせよ、とのお言葉に従えばそれはアーガマ（日本名＝阿含経）しかないのです。

もちろん私は、他の信仰をいけないと言っているのではありません。信仰とは素晴しい。信仰あればこそ、人間は磨かれる。生きる意味も見出せる。楽しく生きられる。欧米では、信仰を持つのがあたり前であるとされます。信仰を持たない人は、アニマルと言って軽蔑されます。日本人が時おりエコノミック・アニマルと言われるのもそのためです。信仰こそが価値観（理念）をかえられる。これだけ世の中が悪くなったのも、病人が増えたのも価値観が悪いためです。金や権力をむさぼる拝金主義が世の中をどんどん悪くする。すべて悪い価値観のせいです。彼らにとっては、金様、権力様という信仰なのです。人間は何かによりどころを見出さないと、無気力となって生きて行かれないので、金や権力や地位が信仰の対象になるのです。それを変えられるのは神、仏に対する信仰だけです。これは本当に素晴しい。だからどの宗旨も宗派も大変素晴しい意味を持っています。この事は間違いない。ただ、その開祖たる釈尊が、必ず正しい法を拠(よ)りどころにせよ、とおっしゃるのです。そのお言葉に従えば、厳密には、釈迦唯一直説の原初経典、アーガマ（ニカーヤ・ダンマパダ—阿含経）に頼るほか、本物の仏教を知る手段は存在しない、という事になるのです。

輪廻の世界

仏教の原点は、お釈迦様が次元を超越されて、この世の成り立ち、そして法則をお釈迦様ご自身がご覧になって、如実に見てそれを知った、という事に始まります。そしてそれは、「人は死んだら終わりではない。人は姿を変え、形を変え、転々と輪廻を繰り返している」という事でした。それでお釈迦様は、人間として生まれた以上、生きる上での指針、価値観をちゃんと持たなければならない、と感じられたのです。人がもし、死んだらすべてが終りならば何も要らないのです。ただ刹那的に楽しく生きればいい。要は健康で金持ちになれば良いわけです。健康で、そこそこ家族が安泰ならば、自分勝手に楽しく生きれば良い。それで何か苦しい事に遇ったならば、ゲームのようにリセットを押してさっさと死んでしまえば良いわけです。しかしお釈迦様はそのように刹那的に生きている人々が、死後、大変な苦しみに遇っている事が見えたわけです。長者（大富豪）や大商人として悦楽を得ていながら、欲ばって手段を選ばず稼いで餓鬼地獄に落ちた者、王様として生まれながら、民を苦しめて無間地獄に落ちた者、将軍として権力をふるいながら、敵兵を殺して修羅地獄に落ちた者、身勝手な都合で堕胎して水子を作り、阿鼻地獄に落ちた者などなど、人がそれぞれのして来た事の報いを自らが受けている事をお釈迦様は如実に見たのです。だからこそ「我、この世の真理なる縁起の法（因果の法則）と、人の輪廻転生を如実に見る」と宣言されたのです。この法則が絶対真理として存在する以上、この法則に沿って生きていくしか人が幸せになる道はないと、ハッキリ感じられたのです。「人は死んで終りでない以上、しっかり道徳と法にのっとって生きる必要がある」と。仏になられたお釈迦様が、インド中を徒歩で、苦労されて生涯をかけて説かれたのはまさに、「真に人が幸福になる方法」、「苦しみを完全に脱却する方法」に他ならなかったのです。

お釈迦様が見た、人の死後の世界は次のようなものでした。「次元は違うけれど、人の転生する世界は沢山あり、肉体を持って生存するこの世界は（シャバと言います）その一つに過ぎない。この他にも、それぞれの悪行の重さによって、一番下が地獄界（これも何段階かあり、より重い地獄、軽い地獄があります）。その上が餓鬼界、そして畜生界（動物のような、過酷な境遇に陥って生存する苦しみの世界）。その上が修羅界、その上がようやく人並みの人間（シャバ）界。そして悪行の反対に、善行功徳を積んで来た人々が転生する先は天界があります（これは9段階に分かれていて、徳が高いほど上界に至る）。この上が仏界。ともかく、人は生きている間に成して来た行いによって、次の生涯が大筋、運命として決定されるのです。だからこそ、お釈迦様は人類すべての人々が幸せであってほしいと願って、因果の法則（カルマの法則）にもとづいた生き方をするよう、その実践法を生涯をかけてお説きになられたのです。これが仏教の始まりだったのです。葬式事業と揶揄（やゆ）される今の日本の仏教とは全く違うものだったのです。

それ故、本物の仏説たる聖典（ダンマパダ・ニカーヤ）は、単なる道徳集ではなく、その内容は、特殊な修行法や因果の法則の説法が中心であるのです。とは言え、死後の世界など不思議な話、興味をそそられる話も数多く記述としてあります。ただし、経典全体の量からすると、ごく一部ではあります。何故なら、人々には見えない世界であるから誤解を恐れられたのでしょう、たぶん。自分に見えないものを、「あるんだ、理解しろ」と言われても、そうそう納得できるものではありませんね。だから、自分自身で見られるようになった方が早い、そして確実です。従って仏説の多くは、そういう次元を超えた眼を獲得するための修行法が中心になっております。これこれこのように心の集中をさせ、そして次のように瞑想をせよ。肉体に対しては、このように規制をせよ、といった内容が多いのです。その結果、自分自身で次元を超えた「眼」（能力）を得られれば、言葉であれこれ言わなくても自然と自身で悟って行くわけです。ただし、そのような特殊な修行をするには、肉食妻帯をしながら経済活動を行う在俗信者には到底無理なので、一般信徒に対しては、因果応報の摂理のみを説き、善行の実践と、悪行に対する戒めの説法が中心となっております。あれこれ死後の世界を詳しく説明しなくても、善行によるその報い（果報）によって死後に幸せな世界に行けば、その時、それが良かったのだと自ずと理解するであろう、というお考えだったのでしょう。しかし莫大な量の阿含経典の中には、一部では、ハッキリと人の輪廻転生、死んだ後に行く世界などもお説きになられているのです。まぁ、2500年前の当時でも、興味のある話であり、「知りたい」という人々も多かったのでしょう。

意識が離れる

人は、死の床につき、臨終を迎えると、しばし昏睡状態に陥ります。そしてしばらく経って、意識体（霊体・魂）が肉体から離れ、ふと、我に返ると空中にいます。（普通は病室の中でフラフラと）そして各人の生前の行いによる業（カルマ）によって、すんなりスーッと善人の行くべき所「冥界（めいかい）」に行く人もいれば、悪業が深くて中有界（霊の世界の入口。霊界と我々の現象世界との中間に存在する次元）で、ウロウロとしばらくただよっている人もいるようです。そして更に業が深いと、その後、地獄というか、地底というか、劣悪な世界に引き寄せられて行く人も数多くいます。肉体を離れて意識体（魂）だけになると、次に行く世界は、その心が作り出す物質世界であるようです。つまり、この世界と変わらないような物質（的）なものは存在するものの、想念の世界なのです。そしてそれは、各人の「心の中身」が反映したものなのだそうです。例えば、他人に対する慈しみや温かさが全く無かった人は、変形したグロテスクな肉体に姿を変えて、冷たく氷のような世界に入っていきます。また、利己的で他人に殆ど施しをせず、自分だけがもうかれば良い、自分だけ良い思いをすれば良い、という心で生前生きてきたような人は、有名人やセレブであろうと、犬小屋が密集しているようなボロ家の世界に引き寄せられ、同じような利己的な心を持つ人が互いに集まって浮浪者集団のような社会を形成しており、みな、貧相で容姿もみすぼらしく、不平や不満ばかり言っております。

仏教では、「生存の領域三千大世界」というのがあります。もちろんピッタリ三千の世界があるというのではありませんが、この、肉体をもって生存する娑婆(シャバ)世界は、その一つに過ぎず、多くの世界が実はあるそうなのですが、霊の世界では、それぞれの人が心で作り上げる世界であったり、同じような「心」(波長)の人たちが集まって作り出す物質世界であるから、多種多様にある、という事なのですね。しかし想念で作り出す世界なら、誰もそんな劣悪な世界を望む人はいないだろう、と質問が出そうですが、「心の状態が、自然に生み出す世界」という言い方が正確で、自由に望むままの世界、という意味ではありません。つまり、生前の「業(カルマ)」と、「心の状態」が物質化している世界、という事なのですね。

誰しも夢は見たことがあると思いますが、夢の中ではすべてが現実ですね。夢の中にいる自分は、夢で起こる事が苦しかったり楽しかったりする。夢の中に於いては出会う人も、触れるものも、すべてが夢の中の自分にとって現実です。夢の中で、つねってみたら痛くない、などと言うのは目が覚めた後の冗談で、夢の中にいる間は、苦しい目や痛い目に遇えばそれなりの苦しんでいる自分がいるでしょう。霊界というのは、たぶん、そんなものなのでしょうね。夢というのは、潜在意識を、顕在意識で見る事を言うのですが、霊の世界に顕在意識は無く、すべてが潜在意識と、更に深い深層意識から成る世界だそうです。つまり、心の奥底にしみ込んだ意識、欲望などが具現化されている世界なのですね。夢とは違い、もっともっと今と変わらないように現実的である、との事ですが、案外、この肉体世界（シャバ）そのものが架空の夢のような世界なのかもしれない。それは覚めた人にしかわからない。夢の中にいるうちは、それが決して夢であり仮の世界だとは思わない。そして、その目覚めた人「覚者・仏陀」は、ここは本当は夢なのだよ、実体の無い、架空の世界なのだよ、と諭されます。あくまで仏陀から見れば、の話ですが、このシャバ世界そのものが、架空の世界だと言うのです。が、ちょっとわかり難いですね。さすがにピンと来ない。現実に生きている我々からすれば、確かに存在しているのだから??です。まぁ、頭の片隅にでもしまっておいてください。

しかし最新物理学では「物質とは振動であり、実体の無い空のような存在。従って共鳴するもの同士だけが干渉し合うため、共鳴しないものは認知できない。しかしそれらも物質であることには変わりなく、人間の波長から離れた全く別の世界が存在していても何ら不思議はない。しかしながら我々はそれらの世界を認知する知覚も技術も、今のところは存在しない」と多くの科学者が述べています。

しかし――日本とアフリカの奥地を瞬時につなぐようになった電波通信も200年前は誰も信じない「オカルト」だったのです。私はいつの日か、瞑想などによる修行に頼らずとも、科学技術（テクノロジー）によって、異次元の世界と交信できるようになるのでは……と思っています。もしかすると来世紀ごろには先に逝ったお父さんやお母さんと、「こっちの世界で元気にやっているヨー」と、次元界通信で話せるようになるかもしれませんネ（笑）。つまり、仏教に限らず、ある種のスピリチュアルでは、ここの世界は、魂が「体験や学び」のために一時的に立ち寄った世界、という価値観があるのです。言い換えれば魂の「アトラクション」ですネ（笑）。

ところで、この世界（シャバ）の宝といえば皆さんは何を連想しますか？　まぁ、子供が宝とか、家族の愛が宝とかおっしゃる方も多い事でしょうが（素晴しい事ですが）、この物質世界で一般的に宝といえば、お金とかダイヤモンドとか、要するに資産ですね。お釈迦様の時代にもこれらのものは存在して、シャバの七宝といえば、金（きん）、銀、瑪瑙（めのう）、真珠、翡翠（ひすい）などで、要するに宝石の類（たぐい）です。何故これらが重宝されるのか？　それはこれらによって自由が得られるからです。この世界に於いて、これらの財宝があればいろいろな事が出来るからです。安楽でいられる術（すべ）だからですね。

では次に、霊界（天界）の七宝は、というと、誠実、布施、謙虚、出離、寛容、慈悲、忍耐、以上の7つです。しかしこれらのものは、この世界（私たちの世界）でも美徳とはされるものの、あまり役に立つとは思えませんね。正直者がバカを見るという言葉も生まれるくらい、現在の人間世界は「心の中身」が軽視されている。一昔前は美徳であり立派な事とされましたが、もうそんな事を言う人は本当に少なくなりました。かなり今の世界は、霊的レベルが悪化してしまっているのでしょう。

さて、何故これらの精神的なものが、霊界に於いては「宝」とまで言われるのか。それは先に申した通り、霊の世界では「心の状態」によって自分の住む世界（環境）が形成され、自己の姿なども決定される。また、自由度も「心の状態」で自ずと決まってくるからです。要するに霊の世界では、お金や物質としての宝は無く、「心のレベル」が、お金のようなものなのです。誠実さや施しの心が大きければ大きいほど、心によって現象化する自由度も大きなものになる。逆にケチで利他心や施しの心が欠けていると、あれも出来ない、これも出来ない、ひどいのになると氷の世界や犬小屋に押し込められて悪行の精算をさせられる、という事になってしまう。霊の世界では、お金やダイヤモンドで買えるものは何も無いのですね。生前（シャバにいた時）の身の処し方でつちかった「心」のレベルが、死んで霊の世界に行った時もそのまま水平移行して、利己的な人は利己的なまま、あっちの世界へ行くし、冷酷な人は冷酷な心の状態のままあっちへ行く。逆に人に施す事が好きな人、利他的な人は、その心の状態のまま、あっちの世界へ行って物質現象化のより自由度の大きい恵まれた、幸せな世界に住む事になる、という事なのです。よって仏教では、吝嗇（りんしょく）（ケチ）、利己、欺き（ウソ）、冷酷、残忍などの身勝手な行為や言葉、想い（心）を特に戒めるのです。それらは、いかにシャバで名誉や財を得る事になろうと、この世界にいるわずかな間だけの事であるし、その無慈悲で利己的な心と行為によって多くの悪業を積み、自らの不幸（次の生に於ける苦しみ）の元となってしまうからです。

ここで申し添えておきますと、私は全ての宗教に対し、教義的な価値判断はしておりません。仏教もキリスト教も〇〇教も〇〇信仰も、その説くところが、愛（慈しみ）と調和にもとづくものなら、全てを同一視しており、何々じゃなければダメだとか、何々だから救われる、など信じてもいないし、申し上げるつもりは更々ありません。もともと（中学の時）の私自身の入り口が仏教であったのでお釈迦様は好きですし、日本人にはなじみ易いので、仏教の話を致しましたが、宇宙の法則というか、神の摂理は根本的には一つであり、時代や国の文化によって説き方が違うだけだと思っております（ただし仏典も聖書も、後世でおかしな書き換えや挿入は多々あります）。そのような意味で、「現代版仏教」とも言うべき、シルバー・バーチとホワイト・イーグルのメッセージは、捏造や書き足しの無い、純粋な真理そのものと私は考えます。宗教や教団の枠に関わらない至純のスピリチュアル・メッセージです。これを読んで180度、考え方、生き方が変わった、という方は私の指導室では山ほどいらっしゃり、是非お勧めしたいところです。また、かなり上級向けになりますが、ロナ・ハーマン女史（米国人）が代弁するマイケル・メッセージも大変有益で、シルバー・バーチを読破した後なら意味もわかり、とても興味深い内容であります。合わせてご紹介申し上げておきます。シルバー・バーチは少し古い本で、出版社が廃業してしまったために、少し手に入りにくいですが、読んでみたい、と強く望めば、きっと、必ずご縁は生じることでしょう。

最後になりましたが、お釈迦様のお言葉をご紹介して、本章を終えたいと思います。

『すべての者は、業（カルマ）によって支配されている。人を殺めた者が、次に己が殺められる。人から掠め盗った者が、次に己が掠め盗られる。人を虜（とらわれの身）にした者が、次に己が虜にされる。人を欺いた者が、次に己が欺かれる。人を罵倒した者が、次に己が罵倒される。人を泣かせた者が、次に己が泣かされる。人に施しをした者が、次に己が施しを受ける。人を助けた者が、次に己が人から助けられる。人に与えた者が、次に己が人から与えられる。人に喜びを与えた者が、次に己が喜びを与えられる。是の如く、すべての者は因果の道理に従っているのである。しからば人は、生まれたならば、良き行いによって少しでも多くの功徳を積めよ、功徳こそが次の生に於ける汝のよりどころとなる。親も子も伴侶も親戚も、地位も財産も、知識も技も、一切は死とともに失われる。これらは全くあてにはならぬ。生前の行いによる業（カルマ）のみが汝につき従って行く。車の轍が進み行く車にいつまでもつき従うように…。しからば人は、日の沈む夕刻の時を惜しむように、急ぎ多くの功徳を積めよ。良き行いをせよ、悪しき行いをするな。良き行いは福楽を生み、悪しき行いは苦しみを生じる。如来（仏）と、真理の法（ダルマ）と、僧団（サンガ）に帰依せよ、信奉せよ。これらは功徳を求める者にとって無上の福田である。』

本書活用法について

さて、今までいろいろな健康法、自己改革法をお伝えして参りましたが、いよいよ最後になりました。読者諸兄の皆さん、どうか本書は単なる読み物で終わらせず、2章の潜在意識活用法でもいいし、5章の健康術でも良いので、自ら実践してみてください。すぐに本棚にしまわないでください。いくら多くの本を読んだところで、知識だけでは役に立ちません。だから、本棚にしまった時点で、本書の意味も貴方が時間をかけて読んだ意味も無くなります。「知識」の状態では実際には役に立たないのです。本書は、知識ではなく、「知恵」に変化させるノウハウ集なのです。だから手元に置いて、活用をしてほしいのです。どんなに良い実践法でも、何もしない人を変える事は出来ません。テニスの名コーチでも、素振り一つやらない人を上達させる事は出来ないのです。そこで、最後に本書の活用法をご説明しておきましょう。

やはり潜在意識に入り込むのです。もし、本書が面白かった、役に立ったと思ってくださったなら、まず、「今度読んだ、医者と薬に頼らない本物の健康法の本は良かった、役に立つ。私はこれを時々読み返して実践する。そして、私は思うがままの自分に変わる事になる。来年の今ごろは、明るく健康で積極的な成功人間になっている」と紙に書く。少し長いけれども紙に書いて、そして、今、これを大きな声で読んでください。そうすれば本書の内容を全部忘れてしまっても、必ず潜在意識が働き出し、しばらくすると自然にまた本書を引っぱり出して大事な所を時おり実践される事になるでしょう。そして本当に1年後には、貴方は見違えるほど変革した自分に気づく事になるでしょう。

あとがき

この本は、これまでの私の人生の集大成であります。それ故、魂をぶつけるようなつもりで書きました。従って、著者としては多くの方に読んでいただきたい。日々、多くの病み悩める方々と密に接している私は、本当に健康である事の尊さを実感しています。本書は、その健康になるためのノウハウ集です。ちまたには健康書はあふれているが、潜在意識変革を始め、多くの大切な急所が抜けている。心の問題を説かずに健康はあり得ない。故に、私は本書は千三（せんみつ）であると自負しております。千に三つしか本物がないと言われる、その三つの中の一つであると思っております。本書の中で、一部でも実践したならば、必ず大きな効果が期待できる事を約束するものです。多くをていねいに行ったならば、いまいましいあの癌だって治る人が大勢出て来るに違いありません。

私は、本を出すのはこれが最後ではないかと思っております。これ以上のものは書けない。少なくとも、当分は書く事が出来ません。それ故、この本に魂をぶつけたのです。この本が多くの方の役に立ち、多勢の人が健康になるならば、たとえ破産したって命を失ったとて構わない、というつもりで今回出版しました。このような事を、わざわざ言わなくてもよいのだけれども、著者として気持ちだけは伝えたかった。本書は、健康を求める方々のために、必ず千金の価値のあるものだと日々の臨床を通じて私は確信しているからです。

最後になりましたが、均整法の創始、亀井進先生と、整体法の創始、野口晴哉先生の両師に深く感謝すると共に、本書出版に際し、多大なご尽力をいただいた現代書林の松島一樹さんに厚く御礼を申し上げます。

皆様が健康と多くの幸福を得られますように。

世古口　裕司

※重版にあたっての追記

「真実をお伝えするＣＨ」というユーチューブチャンネルを開設しています。

健康に役立つ情報を発信していますので、よろしければぜひご覧ください。

●著者略歴
世古口 裕司（せこぐち　ゆうじ）
ホメオスタシス総合臨床家

1967年、愛知県一宮市生まれ。
気功法、整体法、自然免疫療法、潜在意識活用療法を治療に取り入れ、20万人を超える豊富な臨床経験と実績は、各メディアでも紹介され、高く評価されている。
著書は『イタリア人医師が発見したガンの新しい治療法』（現代書林）、『朝10分の気功術』（三笠書房）、『体の痛みがとれる本』（こう書房）、『痛みが自分で治せる即効姿勢均整術』（駿台曜曜社）、『医者と薬に頼らずに「自分の力」で病気を治す』（幻冬舎）など多数ある。

医者と薬に頼らない　病気の「本当の治し方」

2009年 8月11日　初版第1刷
2024年 1月22日　　第7刷

著　者 ―――― 世古口裕司
発行者 ―――― 松島一樹
発行所 ―――― 現代書林
〒162-0053　東京都新宿区原町3-61 桂ビル
TEL 03(3205)8384(代表)　振替 00140-7-42905
http://www.gendaishcrin.co.jp/
デザイン ―――― 中曽根デザイン

印刷・製本　広研印刷（株）
乱丁・落丁本はお取り替えいたします。
定価はカバーに表示してあります。

ISBN978-4-7745-1202-0 C0047